NOBUO SHIOYA

Die Kraft strahlender Gesundheit

GOLDMANN
Lesen erleben

Buch

Der japanische Arzt Dr. Shioya hat »Dai-kenkô-ryoku« (Große Gesundheitskraft) im Alter von 94 Jahren geschrieben. In diesem Buch, das in Japan bereits in 12. Auflage vorliegt, beschreibt er seine Philosophie und Technik für ein vitales, gesundes und langes Leben. Den Kern seiner Ausführungen bildet eine unaufwendige, einfach durchführbare Atemtechnik, die sehr wirksam das Element Sauerstoff im ganzen Körper anreichert und damit die Zellen energetisiert. Dr. Shioya erläutert die naturwissenschaftlichen, medizinischen und praktischen Aspekte seiner Technik, deren Wirksamkeit er selbst so überzeugend personifiziert.

»Mit hundert so gesund! Ich selbst bin der beste Beweis. In der Meiji-Zeit (1868–1912) geboren und als ›Warenhaus der Krankheiten‹ verspottet, habe ich sie durch Versuch und Irrtum endlich gefunden – die ultimative Gesundheitsmethode. Jetzt mit Hundert kenne ich weder Krankheit noch Senilität. Mein völlig gesunder Körper beweist die Richtigkeit meiner Theorie.« (Dr. Nobuo Shioya)

Autor

Dr. Nobuo Shioya ist ein in ganz Japan berühmter Arzt, Heiler, Spiritist, Golfer, Autor, Vortragender und ein überzeugendes Vorbild für alle, die nach einem langen, gesunden und erfüllten Leben streben. 1902 in Nordjapan geboren, leitete er nach dem Medizinstudium von 1931 bis 1986 eine eigene Klinik für Innere Medizin in Tokio. Nach einer tiefen Erleuchtungserfahrung betätigte er sich seit seinem 91. Lebensjahr als Autor zu dem Themenspektrum ganzheitliche Gesundheit, heilkräftiges Atmen, Spiritualität und Zukunft der Menschheit. Im März 2008 ist Dr. Shioya kurz vor seinem 106. Geburtstag verstorben.

NOBUO SHIOYA

Die Kraft strahlender Gesundheit

Neue Vitalität für
Millionen Körperzellen

Aus dem Japanischen von
Wolfgang Höhn und Mariko Sakai

GOLDMANN

Die japanische Originalausgabe erschien 1997 unter dem Titel
»Dai-kenkô ryoku« beim Verlag Golf Digest Sha, Tokio.

FSC
www.fsc.org
MIX
Papier aus verantwortungsvollen Quellen
FSC® C014496

Verlagsgruppe Random House FSC® N001967
Das FSC®-zertifizierte Papier *München Super* für dieses Buch
liefert Arctic Paper Mochenwangen GmbH.

9. Auflage
Deutsche Erstausgabe April 2006

Umschlaggestaltung: Design Team München
Umschlagfoto: photonica/Takeshi Odawara
WL · Herstellung: CZ
Satz: Uhl+Massopust, Aalen
Druck und Bindung: GGP Media GmbH, Pößneck
Redaktion: Anja Schmidt
Printed in Germany
ISBN 978-3-442-21743-4

www.goldmann-verlag.de

Inhalt

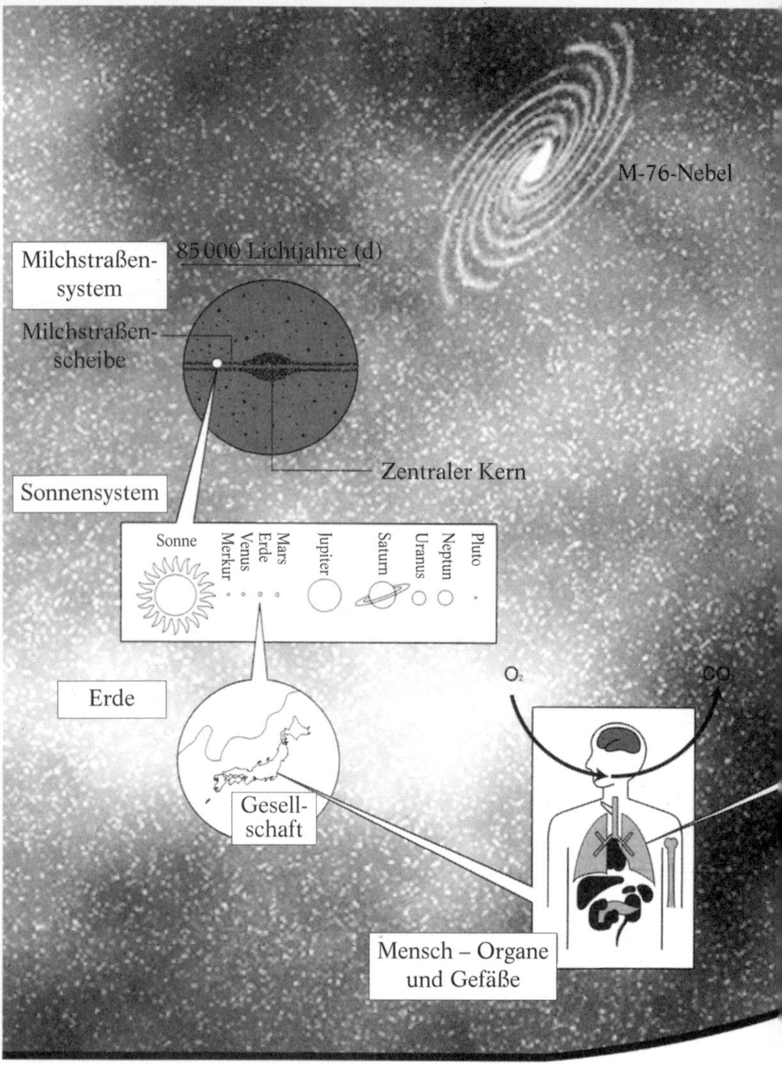
M-76-Nebel
Milchstraßen-
system
85 000 Lichtjahre (d)
Milchstraßen-
scheibe
Zentraler Kern
Sonnensystem
Sonne
Merkur
Venus
Erde
Mars
Jupiter
Saturn
Uranus
Neptun
Pluto
Erde
Gesell-
schaft
Mensch – Organe
und Gefäße

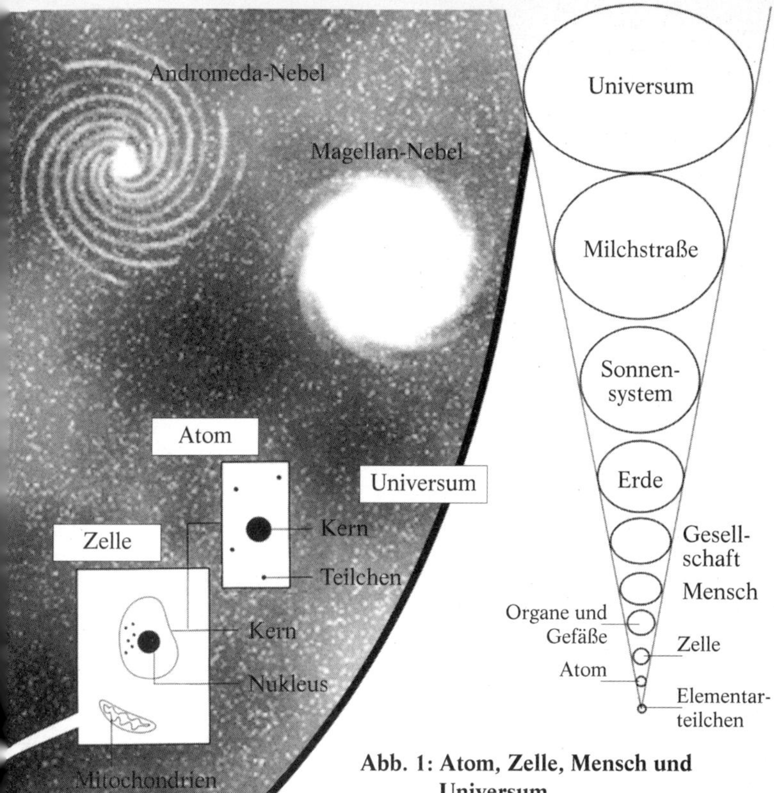

Abb. 1: Atom, Zelle, Mensch und Universum

Aus der Ansammlung unzähliger Atome entsteht die Einzelzelle. Die Ansammlung von sechzig Billionen Zellen ist der menschliche Körper. Aus der Versammlung von Menschen entsteht die Gesellschaft, und aus vielen Gesellschaften wird die menschliche Zivilisation auf der Erde gebildet. Die Erde ist ein Planet in unserem Sonnensystem, und so wie Atome und Zellen einen Kern besitzen, so kreist die Erde um die Sonne als dessen Kern. Ferner gibt es zahllose Fixsterne von gleichem Rang wie die Sonne, aus denen das Milchstraßensystem gebildet wird, sowie zahllose Galaxien, die sich in ihrer Ausdehnung mit der Milchstraße vergleichen lassen oder sie übertreffen, wie zum Beispiel den Andromeda- und den Großen Magellan-Nebel. Zusammen mit dem leeren Weltraum bilden sie das Universum. Mensch und Zelle sind eine Miniaturversion des Universums, und wenn Atom und Zelle sich ins Unendliche ausdehnen, gelangt man zum Universum.

Prolog: Ganz tief atmen

Strahlende Gesundheit und das Glück des Daseins

Japan ist heute das Land mit der höchsten Lebenserwartung der Welt, und der japanische Archipel wurde von einem beispiellosen Gesundheitsboom erfasst. Seit ich 1986 meine ärztliche Praxis geschlossen habe, sind schon über zwanzig Jahre vergangen. Die Tatsache, dass sich heute so viele Menschen mit ihrer Gesundheit beschäftigen, halte ich als Arzt für sehr erfreulich. Zu allen Zeiten war es der Wunsch der Menschen, ihre Tage in bester Gesundheit zu verbringen, denn das größte Glück im menschlichen Leben ist doch die Gesundheit. Aber welche Vorstellungen verbinden Sie mit dem Wort »Gesundheit«, das Sie im alltäglichen Leben benutzen, ohne sich etwas dabei zu denken? In den meisten Fällen richten wir unser Augenmerk dabei auf die körperliche Kraft, auf einen kräftigen Körper, der keine Krankheit kennt... Aber reicht das schon aus, um von echter Gesundheit reden zu können? Meiner Meinung nach stecken in dem Wort Gesundheit drei Komponenten: Zur körperlichen Kraft, der Gesundheit des Körpers, kommen noch die seelische Kraft, die Gesundheit der Seele, und die geistige Kraft, die Gesundheit des Intellekts. Fehlt eine dieser drei Komponenten, kann man einen Menschen nicht als gesund bezeichnen. Diese drei Seiten der Gesundheit bestehen keineswegs isoliert und unabhängig voneinander. Indem sie sich gegenseitig beeinflussen, ausgleichen und in Harmonie koexistieren, bewirken sie die wahre Gesundheit eines Menschen. Ich bin davon überzeugt, dass ganzheitliche Gesundheit, das heißt, ein Zustand, in dem körperliche, seelische und geistige Kraft in vollem Maße verwirklicht sind, für den Menschen etwas ganz Normales sein sollte. In anderen Worten könnte man dies auch als den Zustand bezeichnen, in dem jedes Individuum seine individuelle Bestimmung und die eigenen Gaben am besten entfaltet.

Die Fähigkeit, die körperlichen, seelischen und geistigen Kräfte zu vervollkommnen und die eigene Bestimmung zu erfüllen, habe ich die »Kraft großer Gesundheit« genannt und zum (japanischen) Titel dieses Buches gemacht. Bei dieser Kraft handelt es sich keineswegs um etwas, das wir mit unseren Augen sehen oder in Zahlen ausdrücken können. Diese Kraft großer Gesundheit ist eine Gabe, die im Normalfall jedem von uns gegeben ist.

Was also ist der normale Zustand des Menschen? Die Untersuchung dieser Frage bildet das Hauptthema dieses Buches.

Sechzig Billionen Zellen regenerieren

Der menschliche Körper ist aus kleinsten Einheiten, den Zellen, zusammengesetzt. Ihre Gesamtzahl beträgt sechzig Billionen, von denen täglich 1,2 Billionen einerseits absterben und andererseits wieder geboren werden. Ich habe mich viel mit Gesundheit als dem ursprünglichen Zustand des Menschen und der ihm angeborenen Kraft großer Gesundheit befasst. Bei meiner Analyse bin ich letztlich bei dem Problem der Zelle angelangt. Gehen wir einmal davon aus, dass es sowohl gesunde Zellen gibt als auch solche, die es nicht sind. Lassen Sie uns einfach den Körper eines Menschen, der sich aus vitalen, kräftigen Zellen zusammensetzt, mit dem Körper eines Menschen vergleichen, der aus ausgemergelten Zellen besteht. Bei diesem Beispiel ist es wohl für jeden Leser offensichtlich, welcher von beiden der gesündere Körper ist. Weiterhin wollen wir vorläufig einmal annehmen, dass die Zellen eines bestimmten Menschen nur eine Lebensdauer von einer Woche hätten, während die eines anderen einen Monat lang lebten. Auch hier könnte selbst ein Erstklässler erkennen, welcher von beiden länger leben würde.

Das Problem der Krankheit als Gegenpol zur körperlichen Gesundheit lässt sich leicht verstehen, wenn man das Augenmerk auf die Zelle richtet. So ist zum Beispiel Krebs, eine der drei Haupttodesursachen, eine spezifische Erkrankung vielzelliger lebender Organismen. Es handelt sich um ein Phänomen, bei dem sich defekte Zellen, das heißt in einem Zellverband entstandene anomale Zellen, vermehren, auf die Organe übergreifen und verschiedene Krankheitssymptome hervorrufen.

Doch letztlich hängen alle Krankheiten, seien es nun die schweren Leiden des modernen Menschen oder die verschiedenen modernen Beschwerden, die auf Stress zurückzuführen sind, oder die Probleme der Senilität, damit zusammen, dass die Zellen nicht normal funktionieren.

Meiner Meinung nach hängt die Gesundheit einer Zelle von zwei Faktoren ab: Funktion und Resistenz. Unter Funktion versteht man zum Beispiel bei Gehirnzellen, dass sie ihre spezifischen Fähigkeiten maximal entfalten. Mit Resistenz ist eine Kraft gemeint, mit der bestimmte Zellen, die irgendeinem äußeren Druck ausgesetzt sind, diesen überwinden, um weiterhin normal arbeiten zu können. Um Gesundheit, den Normalzustand des Menschen, aufrechtzuerhalten, müssen die den Organismus formenden Zellen im Hinblick auf ihre Funktion und ihre Resistenz normal arbeiten. Und ich bin davon überzeugt, dass dabei der Sauerstoff als Quelle des Lebens eine entscheidende Rolle spielt.

Kein Leben ohne Sauerstoff

Der menschliche Körper ist ein kleines Universum. Über dem menschlichen Körper steht die Erde und über der Erde das Universum. Und so wie es im Universum und auf der Erde überhaupt nichts Überflüssiges gibt, gibt es auch in dem kleinen Universum des menschlichen Körpers nichts Überflüssiges.

Auf dieser Erde könnte kein einziges Lebewesen existieren, wenn es keinen Sauerstoff gäbe. Wenn wir den Blick vom kleinen Universum der Erde auf das Universum des Planetensystems richten, erkennen wir, dass die Sonne ohne Sauerstoff nicht weiterbrennen könnte. Auch der Mikrokosmos des menschlichen Körpers könnte ohne Sauerstoff nicht funktionieren, und kein Wissenschaftler würde bestreiten, dass Sauerstoff die Quelle allen Lebens ist. Es erscheint mir jedoch unverständlich, warum ausgerechnet in der Wissenschaft vom menschlichen Organismus, der modernen Medizin, der Sauerstoff weitgehend ignoriert wird. Tatsächlich gibt es kaum einen Arzt oder Wissenschaftler, der sich auf dem Gebiet der medizinischen Therapien ernsthaft mit Sauerstoff beschäftigt. Vielleicht steht dahinter die Auffassung, Sauerstoff sei allzu selbstverständlich, oder es wäre technisch schwierig, sich mit etwas Unsichtbarem wie dem Sauerstoff zu befassen. Anscheinend gibt es keinen einzigen Arzt, der am menschlichen Körper forscht, indem er zum Beispiel die Sauerstoffzufuhr zu den Körperzellen erhöht oder reduziert.

Weil der menschliche Körper zu achtzig Prozent aus Wasser besteht, findet das Thema Wasser besonders große Beachtung. Dagegen wird zum Thema Sauerstoff kaum etwas publiziert. Im Rahmen des allgemeinen Gesundheitsbooms wird, angefangen von Nahrungsmitteln oder Getränken einschließlich Wasser bis hin zu den verschiedenen Arten von Hautpflegemitteln und Kosmetika, über so vieles geredet, dass mir die Ohren schmerzen. Umso weniger kann ich verstehen, warum über den Sauerstoff, die Quelle und Grundlage des Lebens, so wenig gesagt wird.

Heutzutage taucht eine neue Gesundheitsmethode nach der anderen auf wie Bambussprossen nach dem Frühlingsregen – nur um bald wieder zu verschwinden. Doch unter diesen vielen neuen Methoden gibt es kaum eine, bei der Sauerstoff eine Rolle spielt. So kann man behaupten, dass dies ein blinder Fleck in der medizinischen Welt einschließlich der alternativen Therapien und der Volksmedizin ist.

Ohne Nahrung kann der menschliche Körper eine Woche, ohne Wasser drei Tage leben. Wie aber ist es mit Sauerstoff? Wenn die Atmung fünf Minuten aussetzt, stirbt der Mensch, auch wenn sein Körper nicht über hundert Jahre alt ist wie bei mir. Sauerstoff ist die Grundlage, die das kleine Universum des aus sechzig Billionen Zellen zusammengesetzten menschlichen Körpers erhält.

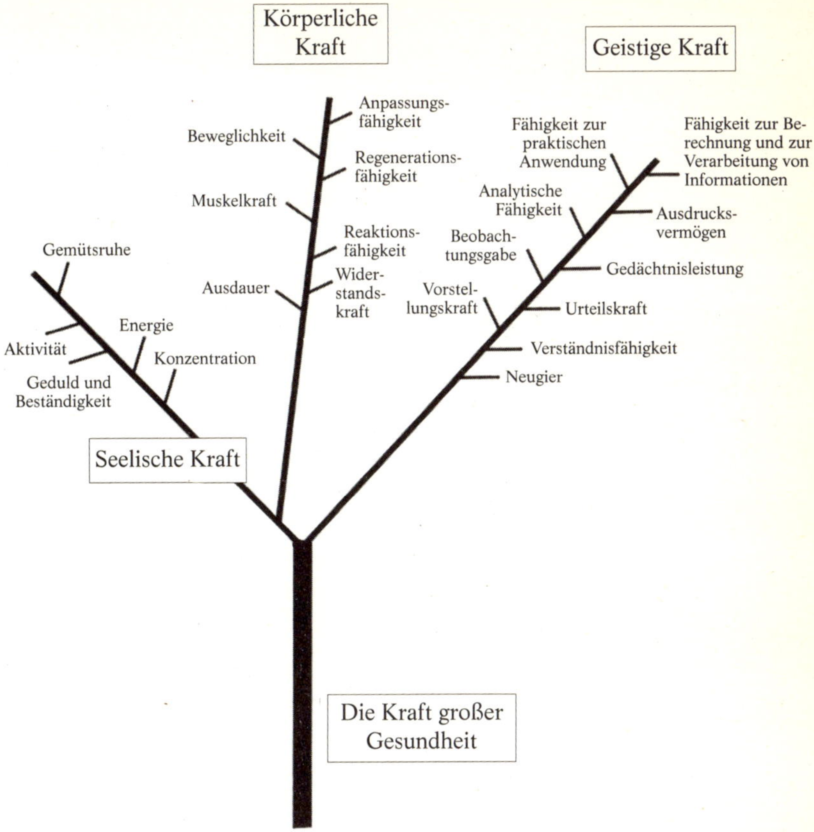

Abb. 2: Der Fluss der Kraft großer Gesundheit
Der von dieser Kraft ausgehende Fluss ist der ursprüngliche Zustand des Menschen. Die Kraft großer Gesundheit ist die jedem Menschen innewohnende Kraft, die dafür sorgt, dass wir gesund und normal leben. Sie wirkt in den drei Bereichen der körperlichen, seelischen und geistigen Kraft. Sie weckt alle notwendigen und wohltätigen Kräfte des Lebens.

Unser Bewusstsein als atmende Wesen

Vor über hundertdrei Jahren bin ich im Jahr 1902 als »runzliger Klumpen aus Haut und Knochen« zur Welt gekommen. So jedenfalls sahen es die Leute. »Dieses Kind wird bestimmt nicht lange leben.« Davon war ein Verwandter meiner Eltern zweifelsfrei überzeugt, denn das waren seine aufmunternden Worte, die er noch vor seinen Glückwünschen an meine Eltern richtete, als sie mich zum ersten Mal präsentierten. Während der Schwangerschaft hatte meine Mutter nur Kakifrüchte gegessen. Ob die allmorgendliche starke Übelkeit, an der meine schwangere Mutter litt, einen Einfluss auf ihr Kind, nämlich mich, ausgeübt hatte? Die Tatsache, dass ich als schwächliches Kind geboren wurde, gehörte wohl zu meinem Schicksal.

Auf jeden Fall sollte der »runzlige Klumpen aus Haut und Knochen« anschließend ein halbes Leben lang ein Symbol für mich und meine physische Verfassung bleiben. In meiner Jugend, in der ich als »Supermarkt der Krankheiten« verspottet wurde, bin ich häufig dem Tod nahe gewesen. Von Lungentuberkulose bis zu eitriger Bauchfellentzündung und Darmlähmung hatte ich immer wieder unter allen möglichen schweren Erkrankungen zu leiden. Einmal war es sogar so schlimm, dass der Arzt seine Diagnose mit den Worten »Heute Nacht geht es mit ihm zu Ende!« verkündete.

Deshalb war bei mir der Wunsch, gesund zu werden, um ein Vielfaches stärker als bei anderen Menschen. In meinen jungen Jahren probierte ich alles aus, was als »gut für die Gesundheit« galt. Einer der Gründe, warum ich mich später entschloss, Medizin zu studieren und als praktischer Arzt zu arbeiten, ist sicher in diesen frühen Erfahrungen zu suchen. Ich wollte den Menschen, die wie ich unter Krankheiten zu leiden hatten, so gut wie möglich helfen.

Als Mittelschüler hatte ich im Alter von vierzehn Jahren die »Technik der Bauchatmung nach Niki« kennen gelernt. Dabei handelt es sich um eine Gesundheitsmethode, die von Professor Kenzô Niki (1873–1966), einem berühmten Mediziner an der Universität von Tokio und dem Entdecker der Darmtyphusbakterien, entwickelt worden war. Wenn der Mensch genügend Schlaf und Bewegung hat und außerdem für den Körper zuträgliche Nahrung zu sich nimmt, kann er ganz konkret spüren, dass sein Körper gesund wird. Es gibt aber anscheinend fast niemand, der gemerkt hat, dass sein Körper gesund wurde, indem er nur seine Atmung, die doch täglich ganz natürlich geschieht, lang und tief macht. Doch da ich wegen meiner körperlichen Schwäche besonders sensibel war, konnte ich die Wirkungen der Atemtechnik spüren, und stellte fest, dass es genügte, lang und tief zu atmen, um meinen Körper allmählich zu stärken.

Natürlich habe ich damals die Ursache dieser positiven Veränderungen nicht verstehen können. Tief zu atmen und den Körper ganz mit Sauerstoff zu füllen, schien einfach gut für die Gesundheit zu sein. Das war für mich die entscheidende Tatsache. Nachdem ich zunächst Erfahrungen mit jener »Technik der Bauchatmung nach Niki« gemacht hatte, probierte ich später alle möglichen Atemtechniken aus und machte meinen Körper zum Versuchskaninchen. Dabei ging ich nach der empirischen Methode von »Versuch und Irrtum« vor und begriff so, dass in der Bauchatmung ein wichtiger Hinweis verborgen sein müsse. Bauchatmung ist auch den traditionellen ostasiatischen Gesundheitsmethoden wie Yoga oder Taijiquan gemein. Diese Gemeinsamkeit war für mich von großer Bedeutung.

Meine langjährige Beschäftigung mit verschiedenen Atemtechniken führte schließlich dazu, dass ich vor über vierzig Jahren im Alter von sechzig meine eigene Atemtechnik, die *»Methode des rechten Denkens und Atmens«* (im Folgenden meist abgekürzt als *»die Methode«* bezeichnet) vollendete, die ich später genau erklären werde. Hier liegt auch der Grund, warum ich alle lebenden Wesen einschließlich des Menschen als »Atemwesen« bezeichnen möchte. Es gibt sicher Leute, die das als ziemlich eigenwillige Wortschöpfung kritisieren werden, doch beim Schreiben dieses Buches habe ich vielerlei Referenzliteratur studiert. Als ich dabei die folgende Information fand, war ich erstaunt, denn sie bestätigte mir, dass meine Ideen richtig waren. In der englischen Sprache lautet das Wort für Tier »animal«. Dessen Wurzel liegt in dem lateinischen Wort *»anima«*, und in diesem Begriff stecken die Bedeutungen »Atem« und »Leben«. Das heißt, Leben bedeutet Atmen. Als Mensch, der viele Male beinahe gestorben wäre, lebe ich heute sogar mit über hundert gesund weiter. Das verdanke ich in erster Linie der von mir entwickelten und praktizierten Methode der Bauchatmung. Mehr als andere Menschen war ich mir bewusst, ein Atemwesen zu sein, und in diesem Bewusstsein lebe ich bis heute.

Die Unwissenschaftlichkeit der Wissenschaft

Wenn man den Ausdruck »Atemtechnik« hört, assoziiert man damit irgendwie etwas Altmodisches. Es gibt Leute, die sofort das Urteil »unwissenschaftlich« äußern, wenn sie hören: »Atemübungen sind gut für die Gesundheit«. Besonders in der modernen Medizin, in deren Mittelpunkt die positivistische, analytische Methode steht, sind solche Tendenzen stark vertreten.

Nach Vollendung der Methode des rechten Denkens und Atmens habe ich ihre positiven Wirkungen inzwischen über vierzig Jahre lang mit vielen Menschen geteilt. Aus diesen Jahren kenne ich zahlreiche Fälle, in denen mit Hilfe der Methode medizinisch für unheilbar gehaltene Krankheiten geheilt wurden. Um Ihnen ein konkretes Beispiel zu geben, so habe ich selbst mit meiner speziellen Atemtechnik zwei Krankheiten überwunden. Dabei handelte es sich um Prostatahypertrophie und grauen Star, an denen ich ab Mitte achtzig litt, und die ich ohne Operation heilen konnte. In medizinischen Kreisen wird dann oft sofort das Urteil gefällt: »Das kann nicht sein!«, oder man wirft mir vor, ich hätte einen ganzen Sack voll Lügen aufgetischt oder die von mir verfassten Bücher seien allesamt Lug und Trug. Denn eine vollständige Heilung sei nach medizinischem Schulwissen in diesen beiden Fällen undenkbar. Es gibt viele Leute, die eine »Wissenschaft«, die alles negiert, was sich nicht beweisen lässt, ehrlich und brav verteidigen. Und es ist normal und verständlich, dass solche Leute die von mir propagierte Methode skeptisch beurteilen, kritisieren und ablehnen.

Andererseits gibt es auch Leute, die meine eben erwähnten Beispiele von wunderähnlichen Heilungen benutzen, um das Mysteriöse und Wunderbare daran noch mehr zu betonen. Es ist eine Tatsache, dass es therapeutisch oder religiös orientierte Gruppen gibt, die wie verrückt hinter Geldspenden und neuen Mitgliedern her sind. Wie schon berichtet, war ich als Kind von weitaus schwächlicherer Konstitution als normale Kinder und wurde sogar verspottet. Die Tatsache, dass ein Mensch wie ich mit über hundert sein langes Leben bei so guter Gesundheit genießen kann, ist wirklich ein Wunder. Doch liegt es mir fern, das Geheimnisvolle und Wunderbare daran herauszustreichen. Vom kritischen Standpunkt aus bekräftige ich, dass das »unwissenschaftlich« ist. Vom zustimmenden Standpunkt aus behaupte ich allerdings tatsächlich, dass das etwas »Geheimnisvolles« und »Wunderbares« ist.

Entscheidend ist hier nicht, etwas zu glauben oder nicht, sondern es sind die gegebenen Tatsachen. Um noch einmal die zuvor angeführten Krankheitsbeispiele von mir selbst anzuführen, so hat die Medizin für meine Heilung keine Erklärung anzubieten. Es ist aber eine unbestrittene Tatsache, dass meine Prostatahypertrophie und mein grauer Star ohne Operation allein durch meine Atemtechnik geheilt wurden.

Was versteht man dann also unter Wissenschaft? Als Wissenschaftler habe ich selbst dazu folgende Meinung: Wissenschaft ist eine akademische Disziplin und ein intellektuelles Streben mit dem Ziel, menschliches Wissen zu sammeln und alle Phänomene des Universums zu erklären. Zu glauben, die Wissenschaft hätte zum gegenwärtigen Zeitpunkt die Phänomene des Universums allesamt erklärt, zeugt vom Hochmut des Menschen. Natürlich gibt es eine Fülle von Dingen im Universum, welche die Wissenschaft dank ihrer kontinuierlichen Fortschritte erklären und verstehen kann. Aber die Zahl der Phänomene, die sie noch lange nicht versteht, ist ungleich größer. Zum Beispiel: Warum dreht sich die Achse unserer Erde? Warum gibt es Gravitation? Es war Isaac Newton (1643–1727), der die Existenz der Schwerkraft beweisen konnte. Dieser große Naturwissenschaftler, der Begründer der klassischen Mechanik, war davon überzeugt, dass dahinter die Kraft Gottes steht.

An früherer Stelle habe ich den Körper des Menschen als Universum im Kleinen bezeichnet. Albert Einstein (1879–

1955) sagte einmal, dass der Anteil dessen, was die Wissenschaft von der Gesamtheit der Phänomene im Universum erklären könne, »gleich null« sei. Dasselbe gilt auch für den menschlichen Körper. Der menschliche Körper als Miniaturuniversum tut in diesem kleinen physischen Organismus Dinge, die wir mit unserem gesamten Wissen nicht ausdenken und ermessen können. Deshalb ist es ein Zeichen menschlicher Arroganz, als Wissenschaftler zu behaupten: »Das kann nicht sein.« Wer als Wissenschaftler, der sich der Suche nach der Wahrheit verpflichtet hat, einen solchen Satz in den Mund nimmt, der verneint doch wohl damit, selbst Wissenschaftler zu sein.

Sauerstoff und seine Wirkungen, auf die ich allergrößten Wert lege, sind in der modernen Medizin eine Art blinder Fleck, und es gibt offensichtlich keinen Forscher, der sich bisher ernsthaft damit beschäftigt hätte – nicht deshalb, weil man es nicht beweisen könnte, sondern weil niemand den Versuch gemacht hatte, etwas zu beweisen. Natürlich besteht auch keine Notwendigkeit, die moderne Wissenschaft abzulehnen.

In jüngster Zeit ist viel von Gehirnhormonen die Rede. Besonders β-Endorphine als Substanzen, die eine wichtige Rolle für die Gesundheit spielen, haben das Interesse der Forschung auf sich gelenkt. Die Existenz von inneren Sekreten in den Gehirnzellen, von der bis vor wenigen Jahren niemand etwas wusste, kann man als gutes Beispiel für etwas betrachten, das die Wissenschaft in jüngster Zeit nachgewiesen hat. Natürlich erkenne ich an, dass die Entdeckung der inneren Sekretion der Gehirnzellen ein großer Beitrag für die Wissenschaft war. Welche Bedeutung hat diese Entdeckung? Zweifellos gibt es noch zahllose andere Sekrete, die mit unserem menschlichen Wissen und den Mitteln der modernen Wissenschaft nicht zu entdecken sind. Besonders bei den inneren Sekreten der Gehirnzellen dürfte es noch unglaublich viele verschiedene Arten geben. Zum gegenwärtigen Zeitpunkt haben wir erst wenige davon kennen gelernt. Bei der inneren Sekretion wird eine große Menge Sauerstoff verbraucht. Des Weiteren wird Zucker benötigt. Auf das Thema Sauerstoff und Zucker werde ich im vierten Kapitel »Positiv denken« ausführlich eingehen. Unabhängig davon, ob die Wissenschaft es beweisen kann oder nicht, spielen Sauerstoff und Zucker eine große Rolle im menschlichen Organismus.

Um es noch einmal zu betonen, der Körper des Menschen ist ein Universum im Kleinen, in dessen Innerem es absolut nichts Überflüssiges gibt. Alles hat seinen Zweck, und zu diesem Zweck existiert es im menschlichen Organismus. Wenn außerdem alles im Organismus seinem Zweck entsprechend normal arbeitet, dann beginnt die Kraft großer Gesundheit zu wirken und wahre Gesundheit wird erreicht. Die beste Methode, um dieses Ziel zu erlangen, ist die Aktivierung der sechzig Billionen Zellen, aus denen unser Körper besteht. Meiner Ansicht nach ist es dabei das Wichtigste, alle Zellen gut mit Sauerstoff zu versorgen.

Schulmedizin und kampô

In meiner fünfundfünfzigjährigen Laufbahn als praktischer Arzt (von 1931 bis 1986) habe ich mich stets bemüht, die Gegebenheiten genau zu beobachten. Deshalb entspricht das, was ich erkläre und schreibe, den tatsächlichen Geschehnissen, auch wenn sie noch so unwissenschaftlich erscheinen mögen (weil sie zum gegenwärtigen Zeitpunkt von der Wissenschaft nicht erklärt werden können). Was ich zu sagen habe, ist keine Phantasie. Meine »Phantasie« bestand höchstens in dem Wunsch, möglichst viele Menschen gesund zu machen.

Man könnte heute durchaus behaupten, die modernen Krankenhäuser seien, wie das Wort besagt, »Häuser, in denen man krank wird«. Manche Krankenhäuser sind schon zu Einrichtungen verkommen, wo man eine Krankheit heilt, sich aber eine andere holt. Dr. Tatsuyoshi Irizawa (1865–1938), ein berühmter Internist und Professor an der Universität von Tokio, der später zum kaiserlichen Leibarzt berufen wurde, hat einmal gesagt: »Keine Medikamente zu nehmen, ist die beste Therapie.« Dies ist keine Übertreibung, denn die Probleme, welche die modernen Behandlungsmethoden mit sich bringen, sind wirklich gewaltig. Dafür gibt es einen Grund: Eine Sichtweise, die nicht das Ganze, sondern nur einzelne Teile im Blick hat, ist leider zum Geist einer Wissenschaft geworden, die einen extremen analytischen Positivismus vertritt. Genauso ist es zu einem Kennzeichen des modernen Menschen geworden, in allen Dingen nicht das Ganze, sondern immer nur einzelne Elemente zu sehen.

Die moderne analytische Medizin ist eine Disziplin, die nicht den ganzen Menschen, sondern das einzelne Organ betrachtet. Sie ist eine Wissenschaft, die nicht den kranken Menschen im Blick hat, sondern nur an dem kranken Einzelorgan herumdoktert. Deshalb heißt es ja auch: »Eine Krankheit heilen, eine andere Krankheit bekommen.«

Zu den Therapieformen, die den Menschen als Ganzheit betrachten, gehört die traditionelle sino-japanische Medizin, die in Japan als *kampô* bezeichnet wird. Obwohl beide darin übereinstimmen, den Kranken heilen zu wollen, sind *kampô* und moderne Schulmedizin grundsätzlich verschieden. Es ist eine anerkannte Tatsache, dass mit *kampô* beachtliche Erfolge erzielt werden. Weil es sich aber im Wesentlichen um eine Erfahrungsmedizin handelt, mangelt es ihr an einer ordentlichen Theorie. *Kampô* und moderne Schulmedizin haben sich bisher kritisch bis feindlich gegenübergestanden. In einer solchen Situation sind Patienten, die Heilung suchen, wirklich zu bedauern. Doch in letzter Zeit hat sich das Verhältnis von Schulmedizin und *kampô* sehr gewandelt, und die Entwicklung geht nun in eine erfreuliche Richtung.

Für mich als praktischer Arzt ist es selbstverständlich, Krankheiten zu heilen, aber ich halte es für meine allererste Pflicht, Menschen dabei zu helfen, dass sie nicht krank werden. Deshalb ist es mir so wichtig, den Menschen ganzheitlich zu sehen.

Natürlich haben sowohl die analytische Medizin als auch die Erfahrungsmedizin ihre guten Seiten. Wenn man den Menschen ganzheitlich betrachtet, ist es natürlich, beide Methoden zu nutzen und ihre Vorteile zu kombinieren. So lässt sich zum Beispiel eine eitrige Blinddarmentzündung mit Kräutern und Wurzeln nicht heilen, so großartig *kampô* als Erfahrungsmedizin auch sein mag. Da bleibt kein anderer Ausweg als eine Operation. Allerdings muss man davon ausgehen, dass es zu einer Verschlechterung des körperlichen Allgemeinzustands führt, wenn man ein Teilorgan operativ entfernt und die Krankheit damit heilt. In einem solchen Fall wäre es für einen Arzt, der den Menschen ganzheitlich betrachtet, selbstverständlich, ernsthaft von den guten Seiten der *kampô* zu lernen, auch wenn es sich lediglich um eine Erfahrungswissenschaft handelt. Das ist auch einer der Gründe, warum ich mich an die Maxime halte: »Das, was tatsächlich vorhanden ist, richtig sehen.«

Gesundheit für alle

Die Tatsache, dass jede Form des Denkens von begrifflicher Art ist, bezeichne ich als das »Spiel des Geistes«. Dagegen basiert die von mir propagierte Gesundheitsmethode, die dem Prinzip folgt, das, was tatsächlich vorhanden ist richtig zu sehen, auf konkreter Erfahrung. Alles, was ich Ihnen im Folgenden erklären werde, ist meine eigene Erfahrung, ohne Anleihen bei einer einzigen fremden Theorie oder den Ideen eines noch so berühmten Wissenschaftlers. Und das Musterbeispiel bin natürlich ich.

Soweit mir bekannt, scheint es in Japan unter den Begründern von Gesundheitsmethoden außer dem berühmten Rinzai-Zenmeister Hakuin (1685–1768) und dem bereits erwähnten Kenzô Niki keinen zu geben, der wirklich ein ungewöhnlich hohes Alter erreicht hätte.

Ist die Tatsache, dass es nur zwei Leute zu geben scheint, die Gesundheitsmethoden propagierten und auch lange lebten, nicht ungewöhnlich? Denn es dürfte doch keinen größeren Widerspruch geben, als zu behaupten: »Ich lehre zwar eine Gesundheitsmethode, aber eine Methode des langen Lebens ist es nicht.« Das könnte man dann als echtes »Spiel des Geistes« bezeichnen.

Dass ich selbst trotz ursprünglich schwächlicher Konstitution heute mit über hundert noch lebe und bei bester Gesundheit bin, beweist die Richtigkeit und Wirksamkeit der von mir vertretenen Gesundheitsmethode der Bauchatmung, durch die alle Zellen im Körper ausreichend mit Sauerstoff versorgt werden. Ich denke, dass jeder von Ihnen diese Gesundheitsmethode, die Methode des rechten Denkens und Atmens, in sein Leben integrieren sollte. Dann können Sie bestimmt noch länger leben als ich mit meinem schwächlichen Körper. Natürlich steht es Ihnen frei, mir zu glauben oder nicht.

Gesundheit gilt als das größte Glück des Menschen. Um wahrhaft gesund zu werden, gibt es keinen anderen Weg, als die Kraft großer Gesundheit zu entdecken, sie zu aktivieren und ihre Kraft voll zu entfalten, um so die seelischen, die geistigen und die körperlichen Kräfte zu vervollkommnen.

Das ist nichts Schwieriges. Denn in jedem von uns steckt diese Kraft großer Gesundheit, eine Kraft, die uns in unseren Normalzustand bringt. Und ist das Wichtigste, das wir zur Entfaltung unserer Kräfte benötigen, nämlich der Sauerstoff, auf der Erde nicht überall in Hülle und Fülle vorhanden?

Atmen Sie lang und tief. Füllen Sie Ihren Körper reichlich mit Sauerstoff. Ich bin fest davon überzeugt, dass meine Atemtechnik Sie alle einer gesunden Zukunft entgegenführen kann.

I. Dem modernen Menschen fehlt es an Sauerstoff

Mit vierundsiebzig am Everest

Im Jahr 1976 habe ich im Alter von vierundsiebzig Jahren Erfahrungen machen dürfen, die für mich als Arzt äußerst wertvoll waren. Denn durch sie wurde es mir möglich, die Wirkungen meiner Gesundheitsmethode zu verifizieren. Schon in jungen Jahren wünschte ich mir, den Mount Everest einmal aus der Nähe zu sehen. Der beste Platz, um das tief in den Bergen des Himalaja zu tun, ist das Everest View Hotel, das ein von diesem Panorama begeisterter Japaner gebaut hat.

1976 konnte ich an der zweiten Everest Sightseeing Tour teilnehmen, die von der großen japanischen Tageszeitung »Asahi Shimbun« in Tokio organisiert worden war. Auf dem Programm standen der Aufenthalt in diesem Hotel sowie verschiedene Trekkingtouren. Die sechzehnköpfige Gruppe setzte sich aus einem Bergführer und fünfzehn Teilnehmern zusammen, unter denen ich natürlich mit Abstand der älteste war. Übrigens soll es damals im Büro der »Asahi Shimbun« heftige Diskussionen darüber gegeben haben, ob man mich teilnehmen lassen sollte oder nicht. Das war auch nicht anders zu erwarten, denn bei der ersten Everest-Tour im Vorjahr waren alle Teilnehmer von der Höhenkrankheit befallen worden und mussten zurückkehren, ohne den Everest gesehen zu haben.

Außerdem habe ich mich damals ziemlich unvernünftig verhalten. Nachdem die Organisatoren der Tour meine Teilnahme aus Altersgründen abgelehnt hatten, fuhr ich sofort zu ihrem Büro und bedrängte sie, mich teilnehmen zu lassen. Das Organisationskomitee kam zu dem Beschluss, mich mitfahren zu lassen, aber unter der Bedingung, dass ich mich von einem kräftigen jungen Mann begleiten ließe, um mich notfalls tragen zu lassen. Doch ich konnte diese Auflage abwenden und erreichen, dass ich allein teilnehmen durfte. Das gelang mir, weil ich das Komitee stark unter Druck setzte, indem ich absolut keine Anstalten machte, das Büro zu verlassen.

So kam es, dass ich auf diese Tour gehen durfte, die mich in die Nähe meines Traumbergs bringen sollte. Diese Reise zur grandiosen Landschaft am Everest gehört zu den schönsten Erinnerungen meines Lebens. Zusätzlich bescherte sie mir auch wichtige Erfahrungen, denn dort konnte ich die Bedeutung des Sauerstoffs für die Gesundheit in der Praxis verifizieren.

Die nepalesische Hauptstadt Katmandu liegt in einem Becken etwa 1300 m über dem Meeresspiegel. 1300 m sind schon eine ziemliche Höhe. Von Katmandu aus bis zum

Flugplatz in der Nähe unseres Hotels flogen wir mit einem kleinen Propellerflugzeug in fünfundvierzig Minuten direkt auf 3800 m Höhe. Dort begann dann unsere eigentliche Tour.

Als Höhenkrankheit bezeichnet man Symptome des Sauerstoffmangels im Blut, die durch das Absinken des Luftdrucks beim Aufstieg in große Höhen auftreten. Bei diesem Phänomen sinkt der Sauerstoffteildruck in der Atemluft im selben Verhältnis, was dazu führt, dass die Sauerstoffversorgung im Körper nicht mehr ausreicht. Eine Höhe von 3800 m entspricht in Japan dem Gipfel des Berges Fuji, wo der Luftdruck zwei Drittel des normalen Drucks auf Meereshöhe beträgt. Das bedeutet, dass wir nur etwa zwei Drittel der Sauerstoffmenge, die wir vom normalen Leben auf Meereshöhe gewohnt sind, aufnehmen können.

Außerdem brachte uns das Flugzeug in nur fünfundvierzig Minuten 2500 m höher, weshalb der Körper nicht genug Zeit hatte, sich an den Sauerstoffmangel zu gewöhnen. Menschen, die aus der Ebene langsam auf einen Berg steigen, werden kaum von der Höhenkrankheit befallen. Weil aber dem Körper nicht genug Zeit zur Gewöhnung blieb, herrschten auf unserer Tour erschwerte Bedingungen. Die Teilnehmer wurden in zwei Gruppen aufgeteilt, die getrennt flogen. Ich war in der ersten Maschine mit dabei. Vor dem Abflug wurden wir ermahnt, zwei Punkte strikt zu beachten: Nach unserer Ankunft auf dem primitiven kleinen Flugfeld in den Bergen sollten wir nicht unnötig viel reden und nicht herumlaufen, um Fotos zu machen. Falls wir mit der vor uns sitzenden Person im Flugzeug Kontakt aufnehmen wollten, sollten wir ihr auf den Rücken klopfen, mit leiser Stimme sprechen und uns kurz fassen. Der unten im Tal im Blut gespeicherte Sauerstoff soll für ungefähr zwei Stunden reichen, wobei es natürlich individuelle Unterschiede gibt. Das bedeutet, dass innerhalb von zwei Stunden unser Sauerstoffvorrat an die unterste Grenze sinkt. Folglich ist es für den Körper notwendig, sich an den Zustand des Sauerstoffmangels zu gewöhnen. Falls man in dieser Situation herumläuft, sich aufregt und mit lauter Stimme spricht, steigt der Sauerstoffverbrauch und damit die Wahrscheinlichkeit, höhenkrank zu werden.

Trotz alledem hatte ich während der anderthalb Stunden, da wir in den Bergen auf die Ankunft der zweiten Maschine warteten, diese Warnungen völlig vergessen. Und weil ich mich mit meiner Nachbarin, einer älteren Dame aus Neuseeland, gut verstand, vertiefte ich mich mit ihr in ein so angeregtes Gespräch, dass ich dabei Gott und die Welt vergaß. Neuseeland war außerdem ein Platz, an den ich von einem früheren Besuch zusammen mit meiner Frau wunderbare Erinnerungen hatte. So redete ich schließlich immer mehr, ohne an mein Alter und die besonderen äußeren Umstände zu denken. Dabei musste ich auch öfter laut lachen.

Doch ich sollte bald erfahren, welch große Auswirkungen der Sauerstoffmangel, die Ursache der Höhenkrankheit, auf den menschlichen Organismus hat.

Sauerstoffmangel kann tödlich sein

Anderthalb Stunden später landete die zweite Maschine. Zwei Passagiere dieser Maschine bekamen sofort die Höhenkrankheit. Der französische Pilot deutete mit dem Finger auf einen von ihnen und sprach die folgenden Worte, die ziemlichen Eindruck auf mich machten: »Diese Dame bleibt auf ihrem Platz sitzen und fliegt gleich mit mir nach Katmandu zurück. Denn ich habe keine Lust, Leichen zu transportieren.«

Schließlich wurde diese Frau im Flugzeug mit Sauerstoff beatmet und von einem Sherpa auf dem Rücken zum Hotel getragen. Sogar heute kann ich mich noch an den frustrierten Gesichtsausdruck des Piloten erinnern. Seine hässliche Bemerkung hatte mich erschreckt, aber im Hotel angekommen wurde mir schnell klar, dass seine Worte kein bisschen übertrieben gewesen waren. Denn dort sollte die Zahl derer, die über Symptome der Höhenkrankheit klagten, von Stunde zu Stunde zunehmen. Zur Frühstückszeit am nächsten Morgen schienen alle Teilnehmer höhenkrank zu sein. Dazu gehörte auch unser Führer, der stolz von sich behauptet hatte, bis zu einer Höhe von 6000 m keine Probleme zu haben. Der Einzige, bei dem sich keine Symptome zeigten, war der Älteste, nämlich ich mit meinen vierundsiebzig Jahren. Es war schon eine Ironie des Schicksals, dass ausgerechnet der Teilnehmer, um den man sich vor der Reise die größten Sorgen gemacht hatte, in bester Verfassung war.

Die Gründe dafür will ich an späterer Stelle erklären. Als einzig Gesunder und als Arzt hatte ich mich um die kranken Mitglieder unserer Gruppe zu kümmern. Zusammen mit den beiden im Hotel stationierten Spezialisten für Höhenkrankheit habe ich die Patienten untersucht. Dass ich für diese Gelegenheit so etwas wie Dankbarkeit empfand, mag sich vielleicht seltsam anhören. Doch war es für mich eine wertvolle Erfahrung, die fünfzehn Patienten mit ihren vielfältigen Symptomen mit eigenen Augen beobachten zu können.

In 1,5 km Entfernung von diesem Hotel befand sich das Forschungsinstitut für Höhenkrankheit der Universität von Tokio. Im Gespräch mit den beiden Ärzten, die zur Behandlung der Höhenkrankheit ständig im Everest View Hotel stationiert waren, konnte ich endlich verstehen, was der Pilot mit seinen scheinbar so herzlosen Worten gemeint hatte. Obwohl dieses Institut erst kürzlich eingerichtet worden war, hatte es bereits über zehn Todesfälle registriert. Und der Mann, der die Leichen nach Katmandu zu transportieren hatte, war besagter Pilot. Mir wurde klar, wie schnell sich die Höhenkrankheit ihre Opfer holt.

Die direkte Todesursache bei Höhenkrankheit ist Sauerstoffmangel. Wenn Sauerstoff fehlt, stirbt der Mensch ganz schnell. Das ist eigentlich ganz natürlich. Dagegen kann der menschliche Körper ohne Weiteres weiterleben, wenn er beispielsweise eine Woche lang keine Nahrung bekommt. Selbst wenn man über einen Zeitraum von drei Tagen auf das Lebenselixier Wasser verzichten muss, stirbt man noch nicht gleich. Was passiert aber, wenn man fünf Minuten lang keine Luft bekommt? Man stirbt ganz schnell…

Wenn Gehirnzellen absterben

Was die äußeren Bedingungen in unserer Situation wie Höhe und dünne Luft betrifft, so waren sie natürlich für alle Teilnehmer gleich. Deshalb war es so aufschlussreich zu beobachten, dass die gesundheitlichen Beschwerden, unter denen jeder der fünfzehn Patienten zu leiden hatte, ganz verschieden waren: Kopfschmerzen, Schwindel, Herzklopfen, Atemnot, Erbrechen, plötzliche Schmerzen im ganzen Körper und dazu noch Schwäche. Bei den Symptomen, die natürlich alle durch Sauerstoffmangel hervorgerufen wurden, zeigten sich ganz erhebliche individuelle Unterschiede. Bei Patienten mit leichten Beschwerden genügte die Zufuhr von Sauerstoff, um eine sichtbare Erholung zu bewirken. Diese Erfahrung zeigte mir auch, wie groß die Auswirkungen eines Sauerstoffmangelzustands auf die Körperzellen und vor allem auf die Gehirnzellen sind. Deshalb möchte ich auch an anderer Stelle in diesem Buch über die Gehirnzellen schreiben, denn ich halte sie für besonders wichtig. Sie scheinen nämlich die Ersten zu sein, die von Sauerstoffmangel ernstlich in Mitleidenschaft gezogen werden.

Bei der Versorgung der Patienten hatte ich auch die Gelegenheit, mich mit den Ärzten des Instituts für Höhenkrankheit über die Todesfälle zu unterhalten. Sie schienen Ödeme im Gehirn für die Todesursache zu halten und meinten damit wohl einen Zustand, bei dem sich größere Mengen von strukturellen Flüssigkeiten wie Blut und Lymphe im interzellularen Bereich stauen. Da sich in einem solchen Fall zwischen den einzelnen Zellen Wasser ansammelt, kommt es zu Funktionsstörungen. Bei dieser Erklärung hatte ich das Gefühl, dass diese Kollegen zwar die Bäume, aber nicht den Wald sahen. Denn nach meiner Diagnose der verschiedenen Symptome der fünfzehn Betroffenen kam ich zu dem Schluss, dass die eigentliche Ursache in der Schädigung und Zerstörung der Gehirnzellen selbst zu suchen war. Sicher lässt sich im Anfangsstadium durch die Sauerstoffbehandlung eine Besserung erreichen. Doch habe ich erkannt, dass die Gehirnzellen nicht mehr in ihren ursprünglichen Zustand zurückkehren, wenn die Situation sich verschlimmert. Und nicht nur das – der Tod kommt dann sehr schnell.

Das bewiesen auch die Berichte, die mir im Jahr nach meiner Everest-Tour in Japan zu Ohren kamen. In der Siedlung Namche Bazar, die tiefer liegt als das Hotel, waren zwei japanische Trekker an der Höhenkrankheit gestorben. Ein Jahr danach erfuhr ich, dass einer japanischen Angestellten des Hotels, die sogar unsere Gruppe bedient hatte, das gleiche Schicksal widerfahren war. Während der Monsunzeit ist dieses Hotel geschlossen. Der Tod ereignete sich, als diese Frau nach ihrem Heimaturlaub in Japan zur Betriebseröffnung zum Hotel zurückkehren wollte. Sie hatte ein paar Freundinnen mitgebracht und war zusammen mit ihnen am Flugplatz von Namche Bazar ausgestiegen. Bei dem steilen Aufstieg zum Hotel hatte sie unbedacht viel mit ihren Freundinnen geplaudert. Deshalb brach sie etwa hundert Meter vor dem Hoteleingang zusammen und verließ auf der Stelle diese Welt. Auch im Fall dieser Frau ist keine andere Todesursache vorstellbar als Sauerstoffmangel. Wenn ein Mensch so plötzlich an der Höhenkrankheit sterben kann, kommt so etwas Langwieriges wie Ödeme im Gehirn oder dergleichen niemals als Todesursache infrage. Als ich noch einen Schritt weiter dachte, wurde mir klar, dass dahinter nichts anderes als die Zerstörung der Gehirnzellen stehen konnte.

Der Sauerstoffvorrat macht den Unterschied

Im letzten Abschnitt habe ich erläutert, dass unter den gleichen Bedingungen am Everest unterschiedliche Beschwerden auftreten. Ich war der Einzige, der nicht über Symptome der Höhenkrankheit zu klagen hatte. Außerdem hatte ich mich in den anderthalb Stunden des Wartens auf die zweite Maschine nicht nur genauso verhalten wie unten im Tal, sondern mich obendrein ziemlich verausgabt, ohne an mein Alter und meinen Aufenthaltsort zu denken. Natürlich hatte ich dabei im Vergleich zu den anderen Teilnehmern mehr Sauerstoff verbraucht.

Dagegen litt der junge Mann, der das Zimmer mit mir teilte, zwei Tage und Nächte lang an schwerer Höhenkrankheit. Während ich ihn pflegte, kam ich fast nicht zum Schlafen. An einem so hoch gelegenen Ort, an dem man selbst unter normalen Bedingungen leicht in einen Zustand des Sauerstoffmangels geraten kann, ist Schlafmangel bestimmt nicht gut für die Gesundheit. Eigentlich gab es bei mir genügend Gründe für die Höhenkrankheit, und wie die Organisatoren befürchtet hatten, war die Wahrscheinlichkeit, dass ich von ihr befallen und sterben würde, durchaus gegeben.

Worin bestand dann also der Unterschied zwischen den drei Typen von Reaktionen unter den gleichen Bedingungen? Zwischen Leuten wie mir, die absolut nichts von Höhenkrankheit spürten; Leuten, die durch Zufuhr von Sauerstoff von leichten Symptomen wie Kopfschmerz oder Schwindel befreit wurden; sowie Leuten wie meinem jungen Zimmergenossen, der die ganze Zeit nicht aus dem Bett kam? Zum Glück ist niemand aus unserer Gruppe gestorben. Den Fall der jungen Frau, die zwei Jahre später am selben Ort ihr Leben verlor, möchte ich aber bei meinen weiteren Überlegungen berücksichtigen.

Ich kam zu dem Schluss, dass sich die unterschiedlichen Reaktionen aus den individuellen Unterschieden erklären. Dabei handelt es sich aber nicht, wie es nahe zu liegen scheint, um Unterschiede der physischen Kondition. Aber in einem gewissen Alter ist es völlig natürlich, dass die Körperkräfte nachlassen, auch wenn man organisch noch so gesund sein mag. Damit lässt sich also nicht erklären, warum ich keine Höhenkrankheit bekam. Vielleicht war ich an jenen Tagen einfach zufällig in ausgezeichneter Verfassung. Allerdings kann man sich kaum vorstellen, dass alle anderen Mitglieder der Gruppe an jenen Tagen in schlechterer Verfassung waren.

Was macht dann also den individuellen Unterschied aus? Um meine Schlussfolgerung vorwegzunehmen: Meiner Ansicht nach sind es die Unterschiede in der Sauerstoffmenge, die im Blut enthalten ist und von den sechzig Billionen Körperzellen aufgenommen wird. Diese Unterschiede in der Sauerstoffversorgung manifestieren sich unter identischen Bedingungen bei verschiedenen Menschen in verschiedenen Symptomen. So war jene Hotelangestellte, die eigentlich völlig gesund gewesen war, plötzlich gestorben. Ihr Tod war letztlich darauf zurückzuführen, dass sie beim Reden mehr Körpersauerstoff verbraucht hatte als nötig. Dagegen hatte ich nicht einmal Kopfschmerzen verspürt, obwohl ich genau wie sie fröhlich geplaudert und dabei manchmal sogar laut gelacht hatte. Im Vergleich zu dieser Frau dürfte ich bestimmt nicht kräftiger oder in besserer Form gewesen sein. Obwohl ich munter geredet hatte, war in meinem Körper mehr Sauerstoff gespeichert gewesen, als ich verbrauchte.

Wäre ich auf einer Höhe von 3800 m dreißig Minuten mit voller Geschwindigkeit gelaufen, ich wäre keineswegs nur höhenkrank geworden, sondern bestimmt auf der Stelle tot umgefallen. Doch zum Reden habe ich genug Sauerstoff zur Verfügung gehabt. Selbst für einen Naturwissenschaftler wäre das eine völlig logische Folgerung. Meine Gehirn- und Körperzellen, die ausreichend Sauerstoff gespeichert hatten, arbeiteten normal. Dagegen wurden bei Leuten, die weniger Sauerstoff gespeichert hatten, Gehirnzellen zerstört. Wenn man die im Körper gespeicherte Sauerstoffmenge berücksichtigt, dann bestand der entscheidende Unterschied zwischen mir und den anderen Gruppenmitgliedern darin, dass allein ich eine eigene Methode der Bauchatmung, die Methode des rechten Denkens und Atmens, in mein Alltagsleben integriert hatte. In Wirklichkeit hatte ich darauf geachtet, natürlich nicht nur im Katmandu-Tal, sondern auch im Flugzeug und sogar während des fröhlichen Gesprächs mit jener Neuseeländerin, etwas tiefer Luft zu holen.

Genügend Sauerstoff aufzunehmen – das allein reichte aus, um am Everest nicht höhenkrank zu werden. Selbst auf Höhe des Gipfels des Fuji und sogar in meinem Alter arbeiten Gehirn und Körper normal, wenn sie genug Sauerstoff bekommen.

Krankheit und Sauerstoffmangel in den Zellen

Dass ich so ausführlich über meine Erfahrungen am Everest berichtet habe, hat seinen guten Grund. Viele Leute werden nämlich denken, dass es sich hier um spezielle Erfahrungen in einer Höhe von 3800 m über dem Meeresspiegel handelt. Das trifft aber keineswegs zu. In Wirklichkeit befinden sich vor allem die modernen Menschen sogar im normalen Alltagsleben in einem Zustand, der nicht weit von der Höhenkrankheit entfernt ist. Also dürften die modernen Menschen, wie es in der Überschrift dieses Kapitels heißt, unter leichtem chronischen Sauerstoffmangel leiden.

Dieser lässt sich ganz einfach beheben, indem man sich bemüht, lang und tief zu atmen. Das erste Ziel, um das ich mich als praktischer Arzt mit aller Kraft bemüht habe, war es, Menschen darin zu unterstützen, nicht krank zu werden, statt Krankheiten zu heilen. Deshalb war es mir in Wirklichkeit nicht so wichtig, die Luftmenge bei der tiefen Atmung messen zu lassen. Jeder wird verstehen, dass die Menge der dabei aufgenommenen Atemluft im Gegensatz zur gewöhnlichen Atmung deutlich höher ist. Meiner Ansicht nach ist diese Menge bei tiefer Atmung über fünf Mal größer, auch wenn man eher vorsichtig kalkuliert.

An dieser Stelle möchte ich kurz auf den Atemmechanismus eingehen. Alle Tiere einschließlich des Menschen nehmen bei der Atmung von außen Sauerstoff (O_2) auf und geben Kohlenstoffdioxid (CO_2) nach außen ab. Bei den verschiedenen Tierarten gibt es spezifische Systeme des Gasaustauschs. Bei Säugetieren wie dem Menschen findet dieser Austausch in der Lunge statt.

Im Inneren der Lunge befinden sich zahlreiche Lungenbläschen, die Alveolen, Kammern mit durchschnittlich 0,1 mm Durchmesser. Die eingeatmete Luft, die durch Nase oder Mund über die Atemwege aufgenommen wird, sammelt sich in den Lungenbläschen. Andererseits fließt venöses Blut, das eine Menge Kohlenstoffdioxid enthält, durch die rechte Herzkammer und den rechten Vorhof zur Lunge.

Die Alveolen sind von Lungenkapillaren umgeben. Wenn venöses Blut in die Alveolen gelangt, gibt es das aus dem ganzen Körper gesammelte Kohlenstoffdioxid ab. Gleichzeitig nimmt das Blut Sauerstoff aus der eingeatmeten Luft auf und fließt dann durch die linke Herzkammer und den linken Vorhof in die Arterien. Dadurch wird Sauerstoff zu den Zellen des ganzen Körpers transportiert.

Das venöse Blut, das Kohlenstoffdioxid transportiert, gibt reichlich davon ab. Dabei gibt es aber ein Problem: Die Menge des Bluts, das nach der Aufnahme von Sauerstoff in die Arterien zurückfließt, ist sehr gering, während die Menge, die ohne Sauerstoff zurückfließt, wesentlich größer ist. Aus diesem Grund erhalten die 60 Billionen Zellen, zumindest bei normaler Atmung, nicht genug Sauerstoff, um richtig funktionieren zu können. Alle Körperzellen befinden sich daher ständig in einem leichten Sauerstoffdefizit.

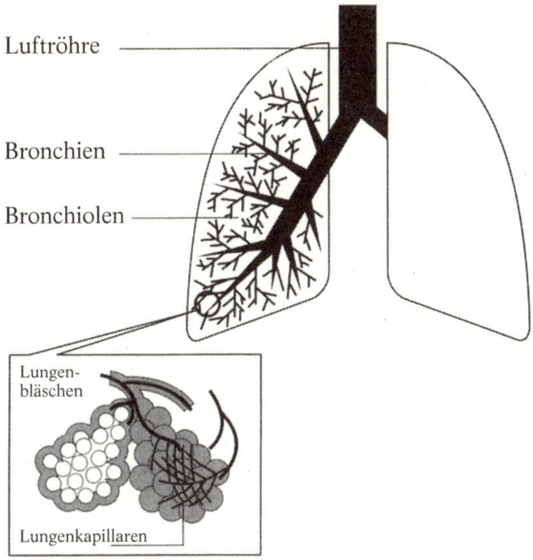

Abb. 3: Modell der Lunge und der Lungenbläschen
Das Innere der Lunge ist dicht ausgefüllt mit den so genannten Alveolen, kleinen Bläschen von 0,1 mm Durchmesser. Ihre Gesamtzahl in beiden Lungenflügeln beträgt über 300 Millionen. Sie liegen sozusagen am äußersten Ende des Luftweges, der von der Nase über Luftröhre, Bronchien und Bronchiolen bis zu den Alveolen führt. Wenn sich die Alveolen schließlich mit Luft füllen, dehnt sich die Lunge aus. Die Alveolen sind von den Lungenkapillaren umgeben, in denen der Gasaustausch stattfindet. Die Lunge hat eine Gesamtfläche von knapp 1,5 m^2; die Oberfläche aller Alveolen ist mit insgesamt 70 m^2 so groß wie eine kleine Dreizimmerwohnung.

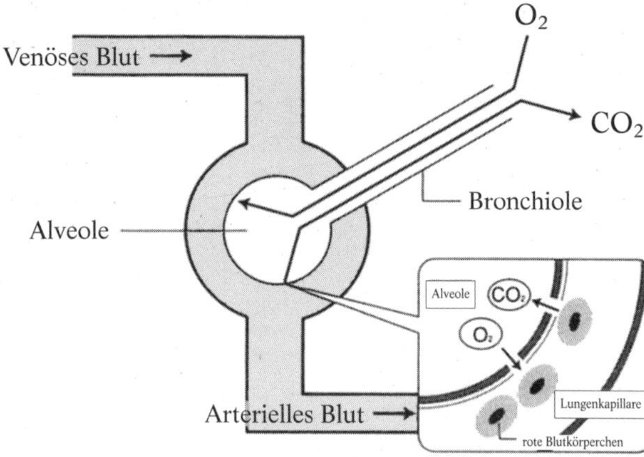

Abb. 4: Austausch von Sauerstoff und Kohlenstoffdioxid (Atemmechanismus)
Der mit dem Einatmen in die Alveolen gelangte Sauerstoff wird von der Blutflüssigkeit, die in den Kapillaren zu den Alveolen fließt, aufgenommen und von den roten Blutkörperchen im ganzen Körper verteilt. Ferner wird das nicht benötigte Kohlenstoffdioxid von den roten Blutkörperchen aus dem ganzen Körper in die Lunge transportiert. Dort nehmen die Alveolen das Kohlenstoffdioxid von den roten Blutkörperchen auf.

Die vielfältigen Auswirkungen dieses Mangels auf den Organismus habe ich in meinem Bericht über die Erfahrungen am Everest geschildert. Es fängt mit Kopfschmerzen an; dann wird das Gehirn träge und verliert die normale Urteilsfähigkeit. Außerdem fehlt es an der nötigen Energie, um sich aktiv zu betätigen. Die anfangs erwähnte Kraft großer Gesundheit ist nicht intakt, und alle Kräfte und Fähigkeiten einschließlich der seelischen, geistigen und physischen lassen erheblich nach. Das dürfte in der Tat auch die Hauptursache verschiedener Symptome sein, die als Krankheit bezeichnet werden. Meiner Ansicht nach handelt es sich um einen Zustand, in dem die Zellen, die den menschlichen Organismus bilden, nicht mehr normal arbeiten.

Lebensspanne des Menschen und der Zellen

Kurz gesagt: Alle Krankheiten haben ihre Ursache darin, dass die Zellen nicht richtig funktionieren und ihre Widerstandskraft nachlässt. Der Mensch wird krank, wenn die Zellen ihre Funktion und ihre Resistenz, über die sie im Normalfall verfügen, nicht richtig erfüllen können. Der Grund dafür ist selbstverständlich Sauerstoffmangel.

Nun wollen wir die Zelle und ihre Funktionen betrachten. Wenn die Zellen schwach sind, beeinträchtigt das erheblich die Körperfunktionen. Zuerst sollten wir uns im Klaren sein, dass die Zellen eines jeden Menschen sterben müssen. Diesem Schicksal kann keine Zelle entgehen. Weil Leben und Sterben im Grunde die zwei Seiten einer Medaille sind, könnte man auch sagen, dass dies die Lebensfähigkeit der Zelle ausmacht. Sauerstoff ist das, was die Zelle am meisten zum Leben benötigt. Zellen, die nicht genug Sauerstoff erhalten, haben eine kürzere Lebensdauer. Wenn sich die

Lebensdauer der Zellen verkürzt, dann hat das natürlich einen großen Einfluss auf die Lebensdauer des ganzen Organismus.

Da ich keine Messungen durchgeführt habe, kann ich Ihnen im folgenden Beispiel nur hypothetische Zahlen geben. Nehmen wir einmal an, dass die Lebensdauer der Zellen von A einen Monat beträgt, während die Zellen von B vierzig Tage leben. Da sich der menschliche Körper aus Zellen zusammensetzt, ist es logisch, dass die Lebensdauer des ganzen Körpers umso länger ist, je länger die einzelnen Zellen leben. Das bedeutet, dass B entsprechend länger leben wird.

So wie der Mensch unter den Bedingungen des extremen Sauerstoffmangels wie am Everest einfach und schnell stirbt, so tritt auch der Zelltod ganz plötzlich ein. Das habe ich gemeint, als ich an früherer Stelle behauptet habe, die Ursache ist nicht ein Ödem, sondern die Zerstörung der Gehirnzellen. Umgekehrt betrachtet meine ich, dass sich das Leben der Zellen in dem Maße verlängert, wie ihnen ausreichend Sauerstoff zugeführt wird. Zutreffender wäre die Aussage, dass die Zellen – über die bloße Lebensverlängerung hinaus – ihre ursprüngliche volle Lebensdauer erreichen können, wenn sie genug Sauerstoff bekommen.

Neben dem unausweichlichen Schicksal ihrer Vergänglichkeit besitzen die Zellen die Fähigkeit, durch Zellteilung unaufhörlich neues Leben zu schaffen. Wenn eine Zelle stirbt, füllt eine neu geborene Zelle ihren Platz und ihre

Funktionen aus. Falls eine wie auch immer geartete zellbildende Struktur vorhanden ist, bestehen natürlich Unterschiede in ihrer Funktionalität, je nachdem, wie viel Sauerstoff zur Verfügung steht. Um wiederum ein hypothetisches Beispiel zu geben, wollen wir eine Struktur, die lediglich über die Fähigkeit verfügt, eine Million Zellen zu erzeugen, mit einer anderen Struktur vergleichen, die zwei Millionen Zellen bilden kann.

Natürlich ist auch in diesem Fall der Körper mit einer Struktur, die zwei Millionen Zellen bilden kann, gesünder und langlebiger. Allerdings ist bei einer Struktur, der genügend Sauerstoff zur Verfügung steht, nicht nur die Reproduktionsfähigkeit ausgezeichnet, sondern sie ermüdet auch nicht, selbst wenn sie ohne Pause neue Zellen produziert. Außerdem funktionieren die neuen Zellen besser. Folglich ist ein Körper, der aus solchen Zellen gebildet wird, mit Sicherheit stärker.

An dieser Stelle ist der Hinweis wichtig, dass es sich bei solchen Funktionen nicht um etwas handelt, womit nur besondere Menschen ausgestattet sind, sondern um etwas, das jeder von uns besitzt. Wenn ausreichend Sauerstoff vorhanden ist, werden die Zellen stark, und das Leben verlängert sich. Manche Leute gehen davon aus, dass die Lebensspanne des Menschen hundertfünfundzwanzig oder gar hundertfünfzig Jahre beträgt. Ich selbst bin davon überzeugt, dass aus Gründen, die ich später noch erklären werde, jeder Mensch mindestens hundert Jahre alt werden kann.

Auch an dieser Stelle wird es Leute geben, die der Tatsache, dass richtige Atmung und Sauerstoff gesund sind, skeptisch gegenüberstehen. Aber lassen Sie mich sagen, dass es wohl eher als ein Wunder zu betrachten wäre, wenn Zellen, die genug Sauerstoff bekommen haben, das Leben des Menschen nicht verlängerten.

Die Widerstandskraft normaler Zellen

Zellen besitzen die Fähigkeit, verschiedene Bakterien, Viren oder unerwünschte Stoffe, die in den menschlichen Organismus eingedrungen sind, zu beseitigen oder in bestimmten Fällen in unschädlicher, nützlicher Form mit den Eindringlingen zu koexistieren. Bei Zellen, die bereits chronisch unter leichtem Sauerstoffmangel leiden, herrscht ein Zustand, in dem die Widerstandskraft geschwächt oder nicht mehr vorhanden ist. Lassen Sie uns das am Beispiel des Darms betrachten.

Auch bei Menschen wie mir, die hauptsächlich natürliche Nahrung wie Naturreis und Gemüse verzehrten, kann es vorkommen, dass sie unwissentlich etwas für den Körper Schädliches zu sich nehmen. Besonders in der modernen Gesellschaft, in der sich stark verarbeitete Lebensmittel immer mehr ausbreiten, besteht das Risiko, schädliche Substanzen über den Darm aufzunehmen. Deshalb sollte es selbstverständlich sein, auf die Nahrungsmittel zu achten, die wir uns täglich zuführen. Gleichzeitig muss man sich fragen, ob der Darm, der schon Toxine aufgenommen hat, wirklich noch normal funktioniert.

Die tragischen Ereignisse im Sommer 1996, als in Japan das mutierte Kolibakterium O-157 *(Escherichia coli O 157:H7)* für Angst und Schrecken sorgte, sind mir noch lebhaft im Gedächtnis. Für mich als Arzt war es schmerzlich zu sehen, wie sich diese gefährliche Darminfektion so schnell ausbreitete und vor allem unter Schulkindern zahlreiche Todesopfer forderte. Selbst die Experten, mit den Beamten des Gesundheitsministeriums an der Spitze, wussten keine besseren Gegenmaßnahmen außer dem Vorschlag, alles rohe Gemüse im Schulessen zu kochen.

In Wirklichkeit hatte sich bei O-157 nämlich gezeigt, dass es Personen gab, die daran erkrankten, und solche, bei denen das nicht der Fall war, obwohl alle die gleiche Nahrung zu sich genommen hatten. Außerdem ist O-157 keineswegs ein Dickdarmbakterium, das von heute auf morgen auftaucht, wie Berichte aus Amerika belegen. Selbst heute gibt es zahlreiche Menschen, die Träger von O-157 sind. Wenn O-157 wirklich so aggressiv wäre, dann müssten alle Keimträger krank werden. Was für eine Erklärung bietet hier die Wissenschaft? Sie muss sich fragen lassen, was für eine Erklärung es dafür gibt, dass diese Infektion bei manchen Menschen zum Ausbruch kam und bei anderen nicht. Wahrscheinlich wird sie sich auch in diesem Fall mit der reichlich abstrakten Aussage begnügen, dass es sich um »individuelle

Unterschiede« handele – eine Aussage, die jedoch als völlig unwissenschaftlich zu betrachten wäre.

Meiner Ansicht nach handelt es sich bei diesen »individuellen Unterschieden« in Wirklichkeit um Unterschiede im Zellbereich. Genauer gesagt, um den Unterschied zwischen Darmzellen, die ausreichend mit Sauerstoff versorgt sind, und solchen, bei denen das nicht der Fall ist.

Ein normaler Darm beziehungsweise normale Darmzellen verfügen ursprünglich über die Selektionsfähigkeit, das für den Körper Zuträgliche aufzunehmen und das Schlechte auszuscheiden. Ich selbst habe schon seit mehreren Jahrzehnten keine Erkältung oder Bauchschmerzen mehr bekommen wie in meinen jungen Jahren, da ich häufig unter solchen Beschwerden zu leiden hatte. Dass ich so lange gesund blieb, obwohl ich auch ungesunde Dinge verspeiste, ist in Wirklichkeit der Selektionsfähigkeit und Widerstandskraft meines Darms zu verdanken. Außerdem scheidet ein normaler Darm die Schadstoffe nicht nur aus, sondern besitzt auch die Fähigkeit, sie zu neutralisieren. Überdies ist er in der Lage, mit diesen schädlichen Substanzen zusammenzuleben und Giftstoffe in für den menschlichen Körper nützliche Substanzen umzuwandeln.

Um wieder auf O-157 zurückzukommen, so existieren im Darm zahllose Bakterien, deren Toxizität genauso gefährlich ist wie die von O-157, und doch sind sie für den menschlichen Körper unschädlich. Vielmehr leben die toxischen Dickdarmbakterien in nützlicher Symbiose zusammen, während sie ihre Funktionen erfüllen, indem sie zum Beispiel Faserstoffe aufspalten, als Widerstandskraft gegen Fremdbakterien wirken oder irgendwelche anderen Keime abtöten.

Wie bereits gesagt, gibt es im Mikrokosmos des menschlichen Körpers absolut nichts Überflüssiges, und das gilt auch für die Dickdarmbakterien. Im Gegenteil, wenn es im menschlichen Körper überhaupt keine Dickdarmbakterien gäbe, würde der Körper auf der Stelle seine Widerstandskraft verlieren und sterben.

Wie dem auch sei, wenn der Darm normal arbeitet, ist alles in Ordnung. Dann ist es auch nicht nötig, irgendwelchen Keimen die Bezeichnung »mutierte Dickdarmbakterien« zu geben.

Meine Ausführungen beziehen sich nicht nur auf den Darm und die Darmzellen. Es ist nicht übertrieben zu sagen, dass es sich um natürliche Heilkräfte handelt, die in jüngster Zeit die Aufmerksamkeit auf sich ziehen. Das ist auch der Grund, warum mein Interesse primär dem Sauerstoff und nicht den Nahrungsmitteln gilt. Natürlich liegt es mir fern, Ihnen zu raten, unkontrolliert schädliche Dinge zu essen. Doch wenn man den Sauerstoff, der für Körper und Zellen am nötigsten ist, nicht an die erste Stelle setzt, verliert man das Wichtigste aus den Augen und macht irgendwelche scheinbar nahe liegenden Kleinigkeiten zum Problem.

Revolution in den Zellen

Aus der Perspektive des Menschen betrachtet, kommt es im Reich der Natur und der Lebewesen häufig vor, dass plötzlich schädliche Keime auftauchen oder vorhandene Bakterien mutieren. Wenn harmlose Dinge plötzlich gefährlich werden – oder umgekehrt – so bezeichnet man das als Degeneration. Der zu Grunde liegende Mechanismus lässt sich nicht erklären, aber es ist ein Phänomen, dem der Mensch als Tier, das dem Reich der Natur angehört, nicht entgehen kann.

Die Menschheit ist heute mit neuen unheilbaren Krankheiten wie AIDS oder Ebola-Fieber konfrontiert. Man nimmt an, dass die Erreger von AIDS und Ebola aus dem tropischen Dschungel Afrikas stammen. Im tropischen Regenwald gibt es unzählige unbekannte Krankheitserreger. Doch weil der Mensch die Wälder leichtsinnig abgeholzt hat, sind die Tiere als Träger dieser Keime in die Nähe menschlicher Siedlungen gekommen und haben pathogene Keime auf Menschen übertragen. Bei AIDS und Ebola ist heute noch manches ungeklärt, aber die folgende These ist für mich ziemlich überzeugend. Zuallererst sollten wir uns wiederum klar machen, dass auf der Erde absolut nichts Überflüssiges existiert. Auch beim AIDS-Virus oder dem Ebola-Erreger handelt es sich um etwas, das auf der Erde und besonders im tropischen Regenwald seine Daseinsberechtigung hat. Lediglich aus der Sicht des Menschen werden sie zu etwas Schlimmem. Nicht allein die Medizin, sondern die moderne Wissenschaft und die traurige Neigung des modernen Menschen, sich unter Vernachlässigung des Ganzen lediglich auf einen Teil zu fixieren, hat zu einer solchen Situation geführt.

Ein großes Problem der Menschheit besteht darin, dass sie über keine Methode zur Vorbeugung und zur Therapie dieser neuen Krankheiten verfügt. Diese beiden Krankheiten sind erst der Anfang, aber wenn die Menschheit fortfährt, die Natur blindlings zu zerstören, werden wahrscheinlich in Zukunft Krankheiten auftauchen, die man sich jetzt noch nicht einmal vorstellen kann.

Natürlich ist es nicht meine Absicht, die allgemeine Verunsicherung zu vergrößern. Doch liegt es hauptsächlich in der Verantwortung des Menschen, dass solche Keime plötzlich zu einer großen Gefahr für ihn werden. Deshalb ist es wichtig, dass wir unsere Einstellung verändern. Aus der größeren Perspektive der Menschheit und des Planeten gesehen ist das blindwütige Abholzen des tropischen Regenwaldes sicher ein Punkt, den es zu ändern gilt. Auf individueller Ebene sehe ich keine andere Lösung als die den Menschen bildenden einzelnen Zellen ausreichend mit Sauerstoff zu versorgen und ihre Funktionalität und Widerstandskraft zu stärken.

Was Ebola angeht, so habe ich nicht das nötige Wissen, um diese Krankheit genauer zu erklären. Bei AIDS gibt es Fälle, bei denen die Krankheit nicht ausbricht, auch wenn der Betroffene Keimträger ist. Das legt den Schluss nahe, dass die Zellen beziehungsweise die Menge des Sauerstoffs, der den Zellen zur Verfügung steht, einen bedeutenden Unterschied machen.

Die Cholerabakterien besiegen

Um die Richtigkeit meiner These zu untermauern, möchte ich Ihnen eine in Medizinerkreisen berühmte Episode vorstellen. So wie heute AIDS und Ebola war vom 19. bis zum Beginn des 20. Jahrhunderts die Cholera auf der ganzen Welt weit verbreitet. Cholera war ursprünglich eine regionale Infektionskrankheit im Gebiet des Gangesstroms gewesen. Diese Krankheit, deren Hauptsymptom Durchfall ist, breitete sich im Gefolge der zivilisatorischen Entwicklung und besonders durch die Fortschritte im Verkehrswesen in kurzer Zeit in der ganzen Welt aus.

In Japan soll die so genannte Ansei-Cholera (Ansei war eine japanische Regierungsperiode; Anm. d. Übers.), die 1858 am Ende der Edo-Zeit (1615–1868) wütete, allein unter den Einwohnern von Edo (dem heutigen Tokio) je nach Quelle 100.000 bis 260.000 Opfer gefordert haben. Auch bezüglich des Problems, dass man lange Zeit keine wirksamen vorbeugenden oder therapeutischen Methoden finden konnte, gleicht die damalige Situation der heutigen bei AIDS und Ebola. Erst 1882 identifizierte dann der deutsche Mediziner und Mikrobiologe Robert Koch (1843–1910) das Cholerabakterium als Krankheitserreger. Damals kam es in Medizinerkreisen in Europa zu heftigen Diskussionen, bei denen vor allem der deutsche Hygieniker Max von Pettenkofer (1818–1901), einer der Begründer der modernen Hygiene, eine von den Koch'schen Postulaten abweichende Meinung vertrat. Sein Standpunkt war der Koch'schen These von der Existenz bakterieller Erreger völlig entgegengesetzt, denn er behauptete, dass der Ausbruch von Cholera hauptsächlich mit der Boden- und Wasserbeschaffenheit zusammenhänge. Das war eine beachtenswerte These, welche die Wichtigkeit der Umwelthygiene betonte, die aber in den Augen der Medizin vom wissenschaftlichen Standard abwich.

Auf jeden Fall wurde der Streit immer heftiger und steigerte sich schließlich bis zu Pettenkofers emotionsgeladenem Argument: »Dann werde ich eben auf der Stelle Cholerabakterien trinken.« Zum allgemeinen Entsetzen trank er ein Glas mit Cholerabakterien auf einmal aus. Natürlich hätte Pettenkofer gleich erkranken und schließlich sein Leben lassen müssen. Doch dazu kam es nicht; vielmehr bekam er nicht einmal Durchfall. Später konnte man nachweisen, dass sogar pathogene Choleraerreger durch die Magenflüssigkeit, die von einem normalen, gesunden Körper produziert wird, abgetötet werden. Allerdings dürfte das Ergebnis dieses Selbstversuchs allein nicht ausreichen, um die wissenschaftliche Schulmeinung zu widerlegen. Es können auch zufällig im menschlichen Körper Dinge geschehen, die sich der wissenschaftliche Verstand nicht erklären kann.

Warum also konnte Pettenkofer eine so ungewöhnliche, wissenschaftlich undenkbare Erfahrung machen? Dafür fallen mir zwei Gründe ein: Erstens funktionierten sein Körper und die ihn bildenden Zellen normal. Wir können nicht wissen, ob Pettenkofer die tiefe Atmung praktiziert hat, und die Wahrscheinlichkeit dafür dürfte eher gering sein. Er war ein Forscher, dem die Beziehungen zwischen Mensch und Umwelt wichtig waren und der die Grundlagen der Umwelthygiene schuf. So kann man sich leicht vorstellen, dass er sich nach Möglichkeit um eine gesunde Lebensweise bemühte. Im letzten Abschnitt sagte ich schon, dass die von einem gesunden Körper produzierte Magenflüssigkeit die Fähigkeit hat, Cholerabakterien abzutöten. Doch nicht allein die Magenzellen, sondern alle Zellen in Pettenkofers Körper dürften über die Widerstandskraft gegen Cholerabakterien und über eine ausreichend normale Funktionalität verfügt haben, um sie abzutöten.

Zweitens möchte ich Pettenkofers Einstellung im damaligen Streit betrachten. Was ein Resultat, das »nicht sein kann«, möglich machte, war seine feste Überzeugung: »Ich bekomme auf keinen Fall Cholera.« Dabei handelte es sich aber weder um den Wunsch »Ich möchte keine Cholera bekommen« noch um die Hoffnung: »Es wäre schön, wenn ich sie nicht bekäme.« Von der Richtigkeit seiner eigenen These überzeugt, war er sich sicher: »Auf keinen Fall werde ich

Cholera bekommen.« Es dürfte unmöglich sein, dies wissenschaftlich zu beweisen, aber ich selbst habe die Bedeutung dieser Kraft, die ich Imagination genannt und in meine Atemtechnik integriert habe, oft genug am eigenen Leib erfahren. Auf jeden Fall haben ein normal funktionierender Organismus und eine starke Überzeugung bei jenem »Experiment« sogar die Cholerabakterien besiegt.

Ob bei AIDS oder bei Ebola, es kommt darauf an, den Mechanismus dieser Krankheiten aufzuklären und darüber hinaus geeignete Methoden der Prophylaxe und Therapie zu entwickeln. Aber zum gegenwärtigen Zeitpunkt, da kaum wirksame Methoden zur Verfügung stehen, besteht die Gefahr, von diesen Krankheiten infiziert zu werden. Ein Mensch, der bereits zum Keimträger geworden ist, hat nicht mehr den zeitlichen Spielraum, auf das Erscheinen eines effektiven Medikaments zu warten. Deshalb muss er die Initiative ergreifen und sich ändern. Wir sind aufgefordert, unsere Zellen gesund und stark zu machen, und die einzige Methode, die das bewirkt, ist in meinen Augen die reichliche Aufnahme von Sauerstoff.

Modernes Leben und Stress

Wenn man über moderne Krankheiten und über die Beschwerden unserer Zeit spricht, dann wird als Krankheitsursache garantiert das Stressproblem genannt. Stress ist ursprünglich ein Begriff aus der Mechanik, der die bei Kontraktion und Expansion von Materie auftretende »Deformation« bezeichnet. Der kanadische Mediziner Hans Selye (1907–1982) war es, der diesen Begriff schon 1936 in die medizinische Welt einführte. Man bezeichnet das als Stresstheorie. Kurz zusammengefasst bedeutet Stress, dass im Körper bestimmte Reaktionen und Phänomene auftreten, wenn Körper und Seele äußeren Verletzungen oder Reizen ausgesetzt werden. Selye erklärte den Stressmechanismus mit der Wirkung der Hormone von Hypophyse (Hirnanhangsdrüse) und Nebennieren. Heute gehört Stress zum Vokabular der Umgangssprache. Im Allgemeinen benutzen wir es im Alltag, um Belastungen zu bezeichnen, die vor allem die Psyche betreffen, wie Sorgen, Kummer oder Ängste. Wenn ich im Folgenden über Stress rede, werde ich diesen Begriff im umgangssprachlichen Sinn verwenden.

Es gibt nicht nur unter normal Sterblichen, sondern auch in der medizinischen Welt viele Fachleute, die Stress für die Ursache vieler Krankheiten halten. Stressspezialisten behaupten sogar, dass neunzig Prozent aller Krankheiten stressbedingt seien, und der Satz »In der modernen Gesellschaft gibt es viel Stress« wird überall gebetsmühlenartig wiederholt. Das führte dazu, dass sich die folgende Meinung in den Köpfen festgesetzt hat: »Stress muss reduziert werden.« Wenn man uns deshalb auffordert: »Stress sollte uns doch nichts ausmachen« oder »Es ist schlecht, sich vom Stress unterkriegen zu lassen«, und man sich Gedanken macht, dann wird das zur Ursache für neuen Stress. Aber es scheint kaum jemanden zu geben, der in diesem Punkt so denkt wie ich. Es ist einfach, einen Menschen, der tief besorgt ist und ernstlich unter Stress leidet, zu ermuntern: »Sie dürfen das nicht zu ernst nehmen und sollten positiv denken.« Aber das sollte nicht der Rat eines wahren Arztes sein, denn damit lässt sich weder die Krankheit heilen noch grundsätzlich vorbeugen. Wenn solche Sätze wenigstens tröstlich oder aufmunternd wirken, ist es ja in Ordnung. Doch rufen solche Aufmunterungen Druck und neuen Stress hervor, dann werden die Probleme noch größer.

Liegt das Problem also auf der Seite des Stresses? Ich meine, dass das Problem eher auf der Seite des Menschen liegt, denn der spürt schließlich den Stress. Für mich bedeutet das, es gibt keine Stressprobleme, wenn man die psychischen und physischen Kräfte so stärkt, dass der Mensch nicht leiden muss und negative Gedanken erst gar nicht auftauchen. Die wirkungsvollste Methode, um das zu erreichen, besteht natürlich darin, die Zellen ausreichend mit Sauerstoff zu versorgen.

Die heutigen Menschen glauben ohne den geringsten Zweifel, dass es in unserer Gesellschaft sehr viel Stress gibt. Aber entspricht das wirklich den Tatsachen? Im Jahr 1945 wurde ich im Alter von dreiundvierzig Jahren zur Armee eingezogen. Damals betrieb ich im Stadtteil Setagaya in Tokio meine eigene Klinik. Gleichzeitig hatten fast alle der ungefähr zweihundertfünfzig in Tokio sesshaften selbstständigen Ärzte einen Einberufungsbefehl erhalten, und zwar nicht, um als Militärärzte zu dienen, sondern als gewöhnliche Infanteristen. Allein auf Grund dieses Umstands, dass sogar ältere Ärzte wie ich als gemeine Soldaten mobilisiert wurden, ließ sich schon die bevorstehende Niederlage Japans erahnen. Die uns zugedachte Aufgabe war es, feindliche Panzer anzugreifen. Die Kampftaktik bestand darin, sich auf dem Boden kriechend mit einer Bombe auf dem Rücken einem feindlichen Panzer zu nähern und an ihn zu klammern, um sich selbst zusammen mit dem Panzer in die Luft zu sprengen. Falls wir tatsächlich ausrücken und diese Taktik ausführen müssten, wäre die Wahrscheinlichkeit, lebend heimzukehren, eins zu zehntausend gewesen. Die damalige extreme Anspannung, einfach sein Schicksal abwarten zu müssen, ohne zu wissen, was der morgige Tag bringen würde, lässt sich nicht in Worten ausdrücken.

Es gibt sicher Leute, die nun sagen werden, dass es sich hier um ein extremes Beispiel von Stress aus Kriegszeiten handelt. Aber ich kann mir nicht vorstellen, dass jene Zeit, verglichen mit heute, eine Epoche war, in der es weniger Stress gab. Im Gegenteil, von den Zeiten des Altertums bis zum heutigen Tag dürfte es keine Epoche ohne Stressbelastung gegeben haben. Deshalb ist die Aussage, die Gegenwart sei besonders stressreich, eine banale Behauptung, die der moderne Mensch willkürlich aufgestellt hat. Stress in der Bedeutung, wie ihn der moderne Mensch benutzt, ist etwas ganz und gar Subjektives. Auch bei Reizen und Belastungen gleicher Art gibt es sowohl Menschen, die sie als Stress empfinden, als auch solche, die gar nicht darauf reagieren. Was sich hier zeigt, ist natürlich wieder der »individuelle Unterschied«.

Entscheidend ist dabei die Frage des jeweiligen Umgangs mit Stress. Es wäre wünschenswert, einen so starken Körper und Geist zu bekommen, dass man keinen Stress empfindet. Dabei ist Seelenstärke sicher ein wichtiger Faktor für die Gesundheit. Doch geht es mir hier überhaupt nicht um Tugenden wie Seelenstärke und Kampfgeist. Denn wenn man einem unter Stress leidenden schwachen Körper Moral predigte, würde man den gegenteiligen Effekt erreichen und ihn nur noch weiter schwächen. Die Gegenwart ist für mich also keineswegs eine Zeit, in der es besonders viel Stress gibt. Vielmehr gibt es heute viele Leute, die unzureichend gegen Stress gewappnet sind.

Dürrer Gaul und tüchtiges Ross

Der Unterschied zwischen starken und schwachen Zellen lässt sich am Beispiel von Pferden gut veranschaulichen. Stellen wir uns zum Beispiel ein tüchtiges Ross mit schönem Fell vor, das reichlich Nahrung bekommt und genügend Schlaf und Erholung hat. Das Gegenbeispiel wäre ein dürrer Gaul, der nicht gut im Futter steht und den ganzen Tag zu Schwerarbeit gezwungen wird. Das gut genährte tüchtige Ross ist die starke Zelle; der ausgehungerte Gaul ist die schwache Zelle. Welches von den beiden Pferden schneller galoppieren kann, ist eine Frage, die selbst ein Erstklässler beantworten könnte. Genau so ist es bei der Frage, welches von den beiden Pferden die gleiche Arbeit schneller und effizienter leisten könnte. Das Ross mit seinen ausgezeichneten körperlichen, seelischen und geistigen Kräften wird natürlich besser arbeiten.

Der nächste Punkt ist die Widerstandskraft. Welches von beiden Pferden wird empfindlicher auf Regen und Wind oder Temperaturschwankungen reagieren? Abgesehen davon, ob »empfindlich« in diesem Zusammenhang das passende Wort ist, wird der dürre Gaul schneller ermüden. Wenn zum Beispiel ein starker Gegenwind weht, kann ein dürres Pferd dem aus Nahrungsmangel kaum standhalten. Was ihm als heftiger Wind erscheint, empfindet das kräftige Ross lediglich als sanfte Brise.

Wie gesagt, ich halte Stress für etwas Subjektives. Wenn der Wind – das heißt der Stress – richtig weht, kommt es darauf an, ob man ihn als Sturm empfindet oder als sanfte Brise. Das hängt natürlich nicht nur von physikalischen Energien wie Wind und Wetter ab, sondern auch von seelischen Faktoren. So wird sich zum Beispiel der unter Schlafentzug leidende Gaul in dem Moment, da er die Augen öffnet, die Schwerarbeit des ganzen Tages vorstellen und in einer Art bedingtem Reflex denken: »Wie furchtbar!« Im Unterschied dazu wird sich das tüchtige Ross voller Energie an die Arbeit machen: »Auch heute will ich mein Bestes geben!« Ein und dieselbe Aufgabe empfindet der eine als Schinderei, während sie für den anderen den Lebenssinn ausmacht. Das entspricht dem Verhältnis von dürrem Gaul und tüchtigem Ross.

Für den Gaul ist es das Wichtigste, genügend Futter zu bekommen. Doch in vielen Fällen kommen hier seelische Faktoren ins Spiel, und man äußert dann Ratschläge wie »Lass dich nicht hängen!« oder »Denke positiv!« Doch wenn man dem Gaul die Peitsche gibt, führt das nicht zum gewünschten Ergebnis, denn dadurch erhöht man nur den Druck.

Es hat natürlich seinen Sinn, dass man bei allen Formen von spirituellen und asketischen Praktiken bewusst oder unbewusst großen Wert auf Atemtechniken legt. Das zeigt, wie wichtig es ist, den Zellen ihre Hauptnahrung, den Sauerstoff, zu geben. Diese Praktiken machen den Menschen stärker.

Heutzutage geht es dagegen bei nahezu allen Bestrebungen dieser Art lediglich um neue Wege des Denkens oder Fühlens. Das geht in eine falsche Richtung, so als ob man dem dürren Gaul kein Futter geben, sondern ihm ständig »Das und das darfst du nicht tun« zurufen würde. Das gilt auch für das in jüngster Zeit so hoch gelobte positive Denken.

Niemand scheint gemerkt zu haben, dass der unterernährte Gaul, auch wenn er sich noch so sehr bemüht, nicht positiv zu denken vermag. Es erscheint mir nicht so wichtig, um jeden Preis positiv zu denken. Wichtiger ist es, einen Körper zu bekommen, der von allein positiv denkt. Denn wenn man dem Gaul die Peitsche gibt, verkürzt man nur sein Leben.

»Seminare zur Persönlichkeitsentwicklung« werden heute überall angeboten. Doch sie führen letztlich dazu, dass die Menschen nur noch eingebildeter werden. Um sich selbst zu entwickeln und zu erneuern, muss man zuerst die Zellen erneuern. Im japanischen Buddhismus gibt es eine klassische Maxime, die *jinen-hôni* lautet und die man wörtlich mit »so wie das Gesetz der Natur« oder »dem natürlichen Gesetz folgend« übersetzen könnte. Das bedeutet, wenn man den Lauf der Dinge der Natur überlässt, dann sind sie von selbst so, wie sie sind. Vielleicht könnte man statt »Natur« auch »Normalität« oder »große Gesundheit« sagen. Und normale und ganz gesunde Zellen sind kein dürrer Gaul, sondern ein gut genährtes Ross. Wenn man genug Futter gibt, dann entstehen keine so einschränkenden Vorstellungen wie »Das und das darfst du nicht tun«. Auf diese Weise manifestiert sich die ursprüngliche Gestalt des Menschen, der im Einklang mit der Natur lebt.

Was die richtige Nahrung für den Gaul (die Zellen) angeht, so habe ich mehrfach wiederholt, dass Sauerstoff an erster Stelle steht. An zweiter Stelle kommt Zucker, wobei es sich meiner Meinung nach um den im eigenen Körper produzierten Zucker handeln sollte. An dritter Stelle kommen Eiweißstoffe. Das werde ich im vierten Kapitel ausführlicher erklären. Eiweißstoffe sind das Baumaterial für die Zellen; Zucker ist der Brennstoff, den die Zellen zum Arbeiten brauchen; und Sauerstoff ist an allen Funktionen der Zelle beteiligt.

Sauerstoffmangel beschleunigt die Alterung

Irgendwann müssen alle Zellen sterben. Genauso kommt auch für den Menschen unweigerlich die Zeit zu sterben. Der aus den Zellen gebildete Körper kann seinem Schicksal als Lebewesen nicht entgehen. Allerdings besteht keine Notwendigkeit, die Todesstunde von sich aus vorzuverlegen. Wie wir bisher gesehen haben, würde es darauf hinauslaufen, wenn man die Zellen nicht ausreichend mit Sauerstoff versorgt.

Alterung ist bei vielzelligen Lebewesen ein unvermeidliches Phänomen, und besonders der Mensch ist ein Tier, das die längste Zeit seines Lebens mit dem Alterungsprozess zu tun hat. Denn nachdem nahezu all seine Organe noch vor dem Alter von zwanzig voll entwickelt sind, lässt die Regenerationsfähigkeit der Zellen nach der Reife allmählich nach. Streng genommen beginnt der Alterungsprozess schon ab zwanzig. Genauer gesagt, erreichen die Gehirnzellen ihren Höhepunkt mit zwanzig und beginnen dann nachzulassen beziehungsweise an Zahl abzunehmen. Mit zwanzig nimmt die Zahl der Körperzellen noch zu. Da man sich in der Zeit der Jugend oder Blüte befindet und noch bei Kräften ist, sind subjektive Symptome nicht häufig. Wenn aber die Kräfte im Alter nachlassen, kommen sie deutlich zum Vorschein.

Deshalb ist es für den modernen Menschen eine große Aufgabe, geschickt und weise mit dem Altern umzugehen. Der Alterungsprozess lässt sich grob einteilen in die Alterung von Strukturen oder Organen und die Alterung der einzelnen Zellen. Selbstverständlich bestehen sowohl Körperstrukturen und Organe als auch Knochen oder die Nerven schließlich aus Zellen. Alles in allem dürfen wir den gesamten Alterungsprozess als Zellalterung betrachten.

Nach Überschreiten des neunzigsten Lebensjahres habe ich persönliche Erfahrungen mit dem Altern gemacht. Zuerst ließ mein Sehkraft deutlich nach. Als Nächstes kam es zwar noch nicht zu Einschränkungen in meinem Alltag, aber ich konnte eine interessante Erfahrung machen: Meine Gelenke machten Bewegungen, die ganz und gar nicht meinem Willen folgten. Konkret ging es zum Beispiel darum, dass ich eine Briefmarke auf den Umschlag kleben wollte, es aber nicht schaffte, sie gerade aufzukleben. Beim Golfspiel, das mir über sechzig Jahre lang viel Freude gemacht hatte, machte ich zum ersten Mal im Leben die Erfahrung von Fehlschlägen, weil die Gelenke auf meiner rechten Seite in der Reihenfolge Schulter, Ellbogen und Handgelenk unkontrollierte Bewegungen ausführten. Auf der linken Seite war es ähnlich. Allerdings waren die Symptome dort leichter als auf der rechten Seite.

Medizinisch gesehen handelt es sich um eine Anomalie der so genannten neuromuskulären Verbindungen (Synapsen) zwischen Nerven und Muskeln. Mit anderen Worten, es kommt zu Bewegungsstörungen, weil die Übertragung von Informationen und Signalen von Nervenzellen zu Muskelzellen nicht mehr richtig funktioniert. Das zeigte sich deutlich, besonders wenn ich müde war oder mir die nötige Konzentration fehlte. Es ist ganz klar, dass es sich dabei um eine Alterserscheinung handelt. Doch das sind wertvolle Erfahrungen, die ich erst mit über neunzig machte. Ich nannte das den »Tanz der Muskeln« und beobachtete mich dabei. Zu einem derartigen Nachlassen der Funktionen von Strukturen und Organen einschließlich nachlassender Muskelkraft und Zahnausfall kommt es im Alter bei allen von uns. Doch ist es besonders wichtig, den Alterungsprozess zu verstehen, die Realitäten zu akzeptieren und mit ihnen zu leben. So dürfte es im Gegenteil zur Beschleunigung des Alterungsprozesses führen, wenn man ein großes Theater macht, sobald man feststellt, dass Hüften und Beine schwach werden. Zum Glück kam es in meinem Fall beim »Tanz der Muskeln« nicht zu einer Verschlimmerung, sondern im Vergleich zum Anfangsstadium eher wieder zu einer Besserung. Natürlich ist das eine Wirkung der ausreichenden Sauerstoffversorgung des Körpers und ein Ergebnis des geschickten Umgangs mit dem Älterwerden.

Als Nächstes wollen wir uns mit der Alterung der Zellen befassen und auch hier davon ausgehen, dass Zellen in ihren Funktionen nachlassen. Zellen haben eine individuelle Lebensdauer von sehr unterschiedlicher Länge. Da gibt es einerseits Zellen wie die Hautzellen, die schnell absterben und die Zellteilung unaufhörlich wiederholen, und andererseits solche mit langer Lebensdauer, die sich sehr selten teilen. Während zum Beispiel die Lebensdauer der weißen Blutkörperchen nur wenige Stunden beträgt, leben Nervenzellen mehrere Jahrzehnte.

Bei Zellen mit kurzer Lebensdauer lässt die Fähigkeit, neue Zellen zu bilden, im Verlauf der Alterung nach. Deshalb nimmt die Gesamtzahl der Zellen ab, während es gleichzeitig auch dazu kommen kann, dass die Größe der neu gebildeten Zellen ungleichmäßig und ihre Anordnung unregelmäßig wird. Das kann zur Ursache von Krankheiten werden. Um Hautzellen als Beispiel zu nehmen, so ist es ein besseres Wundermittel für schöne Haut, die Fähigkeit zur Bildung neuer Zellen zu fördern, als noch so teure kosmetische Präparate zu benutzen. Auch bei Zellen mit langer Lebensdauer, die sich kaum teilen, ist damit zu rechnen, dass ihre Zahl abnimmt, ihre Kraft nachlässt und sie ihre vorgegebenen Funktionen nicht mehr richtig erfüllen können. Natürlich verlieren gealterte Zellen auch ihre Widerstandskraft. An solchen Faktoren liegt es auch, dass die Regenerationsfähigkeit alter Menschen bei den üblichen Erkrankungen schwach ist.

Für alle Zellen ist es aber wichtig, ihre Lebensdauer zu verlängern, oder anders gesagt, dafür zu sorgen, dass sie ihre volle Lebensdauer erreichen. Doch leider beenden in vielen Fällen die Zellen ihr Leben, ohne diese natürliche Grenze zu erreichen.

Der Grund dafür ist einfach: Um richtig arbeiten und ihre volle Lebensdauer erreichen zu können, fehlt es den Zellen an Sauerstoff. Sauerstoffmangel beschleunigt also die Alterung. Wenn zum Beispiel bei Dreißigjährigen die Vitalkapazität der Lungen hundert beträgt, so sinkt sie bei Achtzigjährigen auf die Hälfte ab. Weil dann bei normaler Atmung der Sauerstoff auf keinen Fall ausreicht, ist es umso erstaunlicher, wenn ein hochbetagter Mensch nicht unter Sauerstoffmangel leidet. Wie bereits mehrfach gesagt, sollten sich besonders ältere Menschen um eine lange und tiefe Bauchatmung bemühen. Dem Altern kann niemand entgehen. Aber den Alterungsprozess langsam und geschickt voranschreiten zu lassen, ist etwas, das jedem von uns möglich ist.

Senilität vorbeugen

Ein äußerst ernstes Problem in der modernen Gesellschaft sind Senilität und Demenz. Bei der rapide zunehmenden Überalterung der Gesellschaft spielt auch der Kindermangel eine Rolle. Nach entsprechenden Untersuchungen, die das Institut für Bevölkerungsentwicklung im japanischen

Gesundheitsministerium durchführte, ist damit zu rechnen, dass 2001 auf ungefähr fünf Personen eine über fünfundsechzig kommt, und dass sich dieses Verhältnis bis 2025 auf etwa vier zu eins verschlechtern wird.

Das »Imperium der Alten« ist ein passender Ausdruck für einen solchen anormalen Zustand. Das wahre Problem besteht natürlich nicht darin, dass die Zahl alter Menschen zunimmt, sondern dass immer mehr Menschen nicht mehr produktiv sind, weder Lebenssinn noch Lebensfreude empfinden und in der Gesellschaft keinen Beitrag mehr leisten können. In diesem Sinne sind Vorbeugungsmaßnahmen gegen Senilität eine nationale Aufgabe. Um das Ergebnis vorwegzunehmen, so bin ich davon überzeugt, dass sich Senilität zu neunzig Prozent verhindern lässt. Nein, nicht nur Vorbeugung ist möglich, tatsächlich lässt sich sogar eine gewisse Regeneration erreichen. Auch wenn der Mechanismus noch weitgehend ungeklärt ist, lässt sich doch sagen, dass Senilität und Demenz mit Schäden und Verlusten an den Gehirnzellen zusammenhängen.

Auf die Gehirnzellen werde ich im vierten Kapitel ausführlich eingehen. Hier möchte ich die grundlegenden Merkmale der Gehirnzellen und ihren Zusammenhang mit Senilität ganz einfach erklären. Von allen Zellen, aus denen der menschliche Körper zusammengesetzt ist, brauchen die Gehirnzellen den meisten Sauerstoff. Das Gehirn braucht täglich 120 l Sauerstoff. Das sind zwanzig Prozent des menschlichen Gesamtverbrauchs. Damit benötigen Gehirnzellen ungefähr sieben Mal mehr Sauerstoff als andere Körperzellen. Meine Erfahrungen am Everest haben auch gezeigt, dass sich Sauerstoffmangel zuerst bei den Gehirnzellen zeigt.

Die zweite Besonderheit der Gehirnzellen besteht darin, dass sie sich nicht regenerieren, wenn sie einmal zerstört oder abgestorben sind. Körperzellen gehen zwar auch verloren, aber sie wachsen schnell wieder nach und füllen die Lücken. Gehirnzellen teilen sich im Allgemeinen nicht und haben eine lange Lebensdauer. Wenn sie verloren gehen, dann ist nichts mehr zu machen.

Die Zahl der Gehirnzellen erreicht im Alter von zwanzig den Gipfel, um danach täglich um hunderttausend Zellen abzunehmen. Deshalb haben Menschen in den Siebzigern nur noch etwa zwei Drittel der Gehirnzellen von Zwanzigjährigen. Dass mit zunehmendem Alter das Gedächtnis schlecht wird und die Funktionen sowie die Widerstandskraft der Zellen nachlassen, liegt, einfach gesagt, daran, dass die Zahl der Gehirnzellen abnimmt.

Doch wenn man die so beschaffenen Gehirnzellen ausreichend mit Sauerstoff versorgt, ist es nicht nur möglich, ihre Lebensdauer zu verlängern, sondern auch ihre Funktionen und ihre Widerstandskraft zu stabilisieren. Dass ihre Zahl aus Altersgründen abnimmt, ist unvermeidlich, aber jeder kann dafür sorgen, dass dieser Prozess sich verlangsamt.

Nachdem wir die besonderen Merkmale der Gehirnzellen verstanden haben, wollen wir uns als Nächstes der Frage zuwenden, wie es zu Senilität kommt und wie die Gehirnzellen beschädigt werden. Bei den Ursachen für Demenz gibt es, vereinfacht gesehen, zwei Hauptfaktoren, die jeweils vierzig Prozent ausmachen: Schäden an den Blutgefäßen im Gehirn und die Alzheimerkrankheit.

Zuerst möchte ich die Gefäßschäden im Gehirn betrachten. Dabei handelt es sich um Schäden an den Adern im Gehirn, vor allem an den Gehirnarterien. Weil sich bei alten Menschen die Adern verhärten, verlieren die Blutgefäße ihre Elastizität und verdicken und verengen sich. Natürlich kann dann das Blut nicht mehr gut fließen. Außerdem wird die Innenwand der Adern rau, und das führt zu Symptomen wie der Verklumpung von roten Blutkörperchen oder Blutplättchen. Aus diesen Ursachen entstehen im Ernstfall Symptome wie Gehirnblutungen, Gehirnarteriosklerose, Gehirnschlag oder Gehirnerweichung. Wenn keine lebensgefährlichen Symptome auftreten und die Verhärtung noch relativ gering ist, können sich Symptome von Senilität entwickeln. Natürlich kann Senilität auch als Nachwirkung von Gehirnschäden wie Gehirnblutungen auftreten. In beiden Fällen kommt es zu durch Gefäßschäden bedingter Senilität, weil die Gehirnzellen insgesamt auf Grund der Verhärtung der Blutgefäße nicht mehr ausreichend mit Sauerstoff versorgt werden. Wenn ständig Blut, das genügend Sauerstoff aufgenommen hat, durch das Gehirn fließt, kann die Verhärtung jedoch verhindert werden. Das wird verständlich, wenn man sich überlegt, welcher Wasserschlauch seine Elastizität länger bewahrt und keine Materialermüdung oder -schäden entwickelt – der Schlauch, in dem klares Wasser fließt, oder der mit trübem, verschmutztem Wasser?

Das durchs Gehirn zirkulierende Blut macht fünfzehn Prozent der Gesamtmenge der durch das Herz gepumpten Blutmenge aus. In Relation zum ganzen Körper braucht das kleine Gehirn eine ziemlich große Menge Blut. Dies kann als Beleg für den Umfang der Gehirnaktivität und seine Bedeutung gelten. Wenn es in den Gehirngefäßen, den Transportbahnen für das Blut, zu Störungen kommt, dann ist klar, dass auch in den Gehirnzellen Probleme auftreten. Das bedeutet, dass natürlich die Gehirnzellen, aber auch die Zellen in den Gehirngefäßen nach frischem Sauerstoff verlangen. Deshalb lässt sich Senilität zu vierzig Prozent durch Atemtechnik verhindern.

Kommen wir zum zweiten Grund, der Alzheimerkrankheit. Leider weiß man zurzeit noch nicht ganz genau, was ihre Ursachen sind. Zum gegenwärtigen Zeitpunkt besteht in medizinischen Kreisen die Tendenz, abgesehen von Gefäßschäden im Gehirn, Kopfverletzungen durch äußere Einwirkung oder Kohlenmonoxidvergiftungen, alle unerklärlichen Formen von Demenz als Alzheimer zu bezeichnen. Es ist aber nicht unbedingt nötig, die Ursachen der Senilität zu bestimmen. Bei der als Alzheimer bezeichneten Demenzkrankheit ist die Tatsache, dass die Gehirnzellen Anomalien verursachen, alles, was wir mit Sicherheit wissen. Wenn man das erkennt, lassen sich auch vorbeugende Maßnahmen entwickeln. Alzheimer beziehungsweise unerklärliche Formen von Senilität entwickeln sich frühestens von den Vierzigern an. Ich habe bereits erwähnt, dass die menschlichen Gehirnzellen nicht ersetzt werden können, wenn sie einmal verloren gegangen sind. Alzheimer hängt mit einem Zustand des Gehirns zusammen, bei dem die Zahl der Gehirnzellen rapide abnimmt und das Gehirn »löchrig« wird. In anderen Worten: Weil sich die Lebensdauer der Gehirnzellen verkürzt hat, reduziert sich ihre Zahl schneller als im Normalfall, und das führt schließlich dazu, dass die Gehirnfunktionen erheblich nachlassen.

Um es noch einmal zu wiederholen: Der Grund für die verkürzte Lebensdauer von Gehirnzellen ist Sauerstoffmangel. Folglich kann man der Alzheimerkrankheit rechtzeitig vorbeugen, indem man genug Sauerstoff in die Gehirnzellen bringt.

Durch Vorbeugung gegen Gefäßschäden und gegen Alzheimer lassen sich jeweils vierzig Prozent, also insgesamt achtzig Prozent der Demenzprobleme verhindern. Über die restlichen zwanzig Prozent lässt sich aber Ähnliches sagen. Hier gibt es zwar hunderterlei Ursachen, aber darunter ist fast keine, die sich nicht verhindern ließe, wenn man die Gehirn- und alle anderen Zellen grundsätzlich stark macht. Als Methode eignet sich natürlich eine Atemtechnik, die den Blutgefäßen reichlich Sauerstoff zuführt. Allerdings kann man damit zum Beispiel solche Arten von Demenz, die

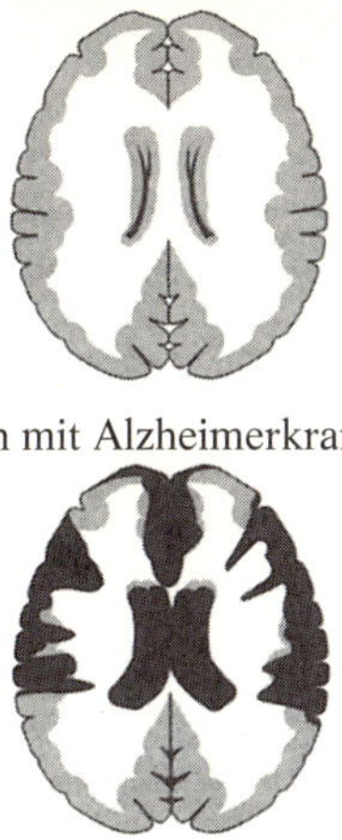

Abb. 5: Gehirn bei Alzheimerkrankheit
Die beiden Abbildungen zeigen ein Modell des Gehirns nach einer Computertomographie des Gehirns von oben. Beim Stirnlappen und beim Scheitellappen zeigen sich bei Alzheimer starke Schrumpfungen (schwarze Bereiche). Warum das Gehirn so sehr schrumpft, wissen wir nicht genau; vermutlich kommt es aber dazu, weil bei Sauerstoffmangel die Zahl der Gehirnzellen deutlich abnimmt.

durch äußere Einwirkungen wie einen Verkehrsunfall verursacht werden, nicht verhindern. So erklärt sich, warum ich selbst Senilität weitgehend verhindern konnte.

Wenn sich Senilität vermeiden lässt, braucht man sich nicht mehr vor einer überalterten Gesellschaft zu fürchten. Dann können die Senioren ihre Angelegenheiten selbst erledigen, und diejenigen, bei denen man eigentlich vom Verlust der Produktivität ausgeht, können ihre Erfahrungen und ihr Wissen an die Gesellschaft weitergeben.

Global gesehen sind die heutigen Maßnahmen gegen die Probleme der Senilität völlig unzureichend. Doch ich selbst bin das beste Vorbild, denn trotz eines Alters von über hundert hat meine Gehirnfunktion nicht nachgelassen.

Unter allen Körperzellen brauchen die Gehirnzellen den meisten Sauerstoff. Deshalb leiden sie auch als erste unter Sauerstoffmangel. Atmen Sie tief und lang. Dann klärt sich auf einen Schlag der Nebel im umwölkten Gehirn, und Sie können mit klarem Verstand an die Arbeit gehen.

Gehirnzellen arbeiten nur zu dreißig Prozent

»Siebzig Prozent der Gehirnzellen schlafen.« Unter Ihnen allen gibt es sicher ein paar Leser, die diese scheinbar völlig korrekte wissenschaftliche These schon gehört haben. Das soll aber kein Scherz sein. Wie wir alle wissen, ist der Körper des Menschen ein Miniaturuniversum, in dem es absolut nichts Überflüssiges gibt. Unabhängig davon, ob wir es mit unserem Wissen erklären können oder nicht, haben die verschiedenen Zellen in unserem Körper jeweils verschiedene Aufgaben und tun viele erstaunliche Dinge.

Deshalb ist die Behauptung, dass siebzig Prozent der Gehirnzellen schlafen, ohne etwas zu tun, dummes Geschwätz. Wie wäre es dagegen, wenn wir davon ausgingen, dass die *Fähigkeiten* unserer Gehirnzellen zu siebzig Prozent schlafen. Nach Schätzungen der Gehirnforscher soll die Zahl der Zellen im Großhirn vierzehn Milliarden, die der im Kleinhirn hundert Milliarden betragen. Es kann nicht sein, dass sich darunter achtzig Milliarden schlummernde Zellen befinden. In Wirklichkeit erfüllen alle hundertvierzehn Milliarden Zellen ihre Funktionen, können aber lediglich dreißig Prozent ihrer Fähigkeiten entfalten.

Der Grund dafür ist klar: Sie alle sind dürre Gäule. Weil diese Gäule nicht genug Futter bekommen, werden sie schwach; ihr Leben verkürzt sich, und sie können nicht einmal ein Drittel der ihnen zugewiesenen Arbeit leisten. Das beste Futter für die Zellen ist frischer Sauerstoff. Gehirnzellen, die wie ein müder Gaul ihre Kräfte nur zu dreißig Prozent entfalten können, leiden unter Sauerstoffmangel.

In Japan gibt es das Sprichwort: »Ein Bauch von achtzig Prozent kennt keinen Arzt.« Dieses Sprichwort weist darauf hin, wie wichtig vernünftiges Essen für die Gesundheit ist. Könnte man das nicht genauso gut auf das Verhältnis von Zellen und Sauerstoff beziehen? Der Gaul, der nicht genug Futter bekommt, denkt an nichts anderes, als wie er sich vor der Arbeit drücken kann, aber nicht weil sein Geist erschlafft wäre oder er keinen Kampfgeist hätte. Weil er nicht ausreichend zu fressen bekommt, kann er die ganze Zeit nur ans Futter denken. Die ihm zugewiesene Aufgabe kann er nicht erledigen, und selbst wenn er arbeitet, wird er gleich müde.

Für die Gehirnzellen gilt dasselbe, denn allein wegen Sauerstoffmangels können sie ihre Fähigkeiten nicht entfalten. Natürlich funktionieren dann siebzig Prozent ihrer Fähigkeiten nicht. Wir alle haben keine Ahnung von den wahren Kräften unserer Gehirnzellen.

Lassen Sie uns tief atmen – langsam, tief und lang in die ganze Lunge. Dann sollten Sie wirklich spüren, dass sich mehr als drei Mal, ja sogar fünf Mal mehr Luft und Sauerstoff in der Lunge sammeln als bei normaler Atmung. Dieser Unterschied entspricht genau dem Unterschied zwischen den Fähigkeiten Ihrer Gehirnzellen! Wenn reichlich Sauerstoff vorhanden ist, können sich die restlichen siebzig Prozent der Fähigkeiten entfalten. Und dies ist der ursprüngliche Normalzustand der Stärke, die sich nicht von Bakterien oder Stress besiegen lässt. Die Kraft großer Gesundheit ist eine gewaltige Kraft, die alle Kräfte des Menschen – seine seelischen, geistigen und körperlichen Kräfte – unterstützt. Fehlt ihm diese große Kraft, kann der Mensch seine angeborenen Fähigkeiten nicht zu hundert Prozent entfalten. Die Kraft großer Gesundheit ist jedoch nichts Besonderes, das nur spezielle Menschen besitzen. Es ist die normale Kraft, über die jeder in dem Moment verfügen kann, da Sauerstoff den ganzen Körper erfüllt und der ursprüngliche Zustand des Menschen zurückgewonnen wird.

II. Den Körper mit Sauerstoff versorgen

Rückkehr zur Jugend nach dem sechzigsten Lebensjahr

Im Alter von vierzehn Jahren habe ich begonnen, die Bauchatmung zu praktizieren und das bis heute ununterbrochen fortgesetzt. Dadurch ist es mir gelungen, aus meinem schwächlichen Körper einen Körper mit normaler Konstitution zu machen. Mit sechzig habe ich meine eigene Atemtechnik vollendet, und danach habe ich mich bis vierundneunzig eher verjüngt. Wenn normale Menschen älter werden, durchleben sie eine Zeit, in der allmählich ihre seelischen, intellektuellen und körperlichen Kräfte nachlassen.

Nachdem ich sechzig geworden war und meine Atemtechnik perfektioniert hatte, durfte ich zahlreiche Erfahrungen machen, die den meisten Menschen verschlossen bleiben. Wenn die Körperzellen genügend Sauerstoff bekommen, sind solche Erfahrungen keineswegs unmöglich. Darunter waren so ungewöhnliche Erfahrungen, dass manche Leute sie als Wunder bezeichneten, während andere sie stirnrunzelnd als unmöglich abtaten.

Zwei davon möchte ich hier vorstellen: Die erste Erfahrung betrifft mein Golfspiel, bei dem ich nach dem sechzigsten Lebensjahr Fortschritte gemacht habe. Im Allgemeinen kommt es mit über sechzig beim Golf dazu, dass zusammen mit dem Schwinden der Körperkräfte nicht nur die Schlagweite und die Geschicklichkeit nachlassen, sondern auch das Golfspielen an sich mühsam wird.

Mit sechzig nahm ich mir vor: »Gut, ich will *single player* werden.« (Im japanischen Amateurgolf bezeichnet man mit *single player* einen Spieler mit einem durchschnittlichen *Handicap* von unter –9,9, für einen Amateurgolfer ein hervorragendes Leistungsniveau; Anm. d. Übers.) Damals war mein *Handicap* –13, und mein spielerisches Niveau lag im oberen Bereich der Mittelstufe. Natürlich gibt es viele Golfer, die von diesem Niveau aus *single player* werden möchten, aber jemand, der mit sechzig, wo gewöhnlich Körperkräfte, Technik und Intuition nachlassen, eine so feste Entschlossenheit zeigt, ist selten. Tatsächlich bekam ich deshalb von meinen Mitspielern Kommentare zu hören wie »Das ist doch heller Wahnsinn!«, und ich wurde oft genug verlacht.

Das Erreichen dieses Ziels war jedoch nicht so einfach, und ich schaffte es erst mit fünfundsechzig. Im folgenden Jahr, also mit sechsundsechzig, erhöhte sich mein Handicap von –9 auf –8, und meine Mitspieler, die mich gerade noch verspottet hatten, jubelten mir plötzlich begeistert zu: »Ist das nicht japanischer Rekord?«

Wie die Golfspieler unter den Lesern gut verstehen werden, ist es schon eine Seltenheit, dass jemand mit fünfundsechzig *single player* wird. Wenn dieser Golfer dann mit sechsundsechzig weitere Fortschritte macht, dürfte das Erstaunen umso größer sein. Obwohl ich als Golfer lange Jahre aktiv gewesen war, aber nie einen Preis gewonnen hatte, konnte ich mich später mit mehreren Champion-Titeln bei den Großen Seniorenturnieren im Tokio Yomiuri Country Club und im Sagami Country Club schmücken. Außerdem bin ich dankbar für die Erfahrung meines dritten *age shoot* im Alter von vierundneunzig (1996), nachdem ich das schon mit siebenundachtzig und zweiundneunzig geschafft hatte. Ein *age shoot* bedeutet, dass man den ganzen Golfkurs in so vielen Schlägen schafft, wie man Lebensjahre hat.

Golf ist eine Sportart, bei der sich die Leistungen durch kontinuierliches Üben verbessern. Deshalb werden die Leute in meinem Fall vielleicht einwenden, dass ich mehr als andere trainiert habe.

Was war nun die zweite Erfahrung, die ich nach meinem sechzigsten Geburtstag machen durfte? Zu Anfang dieses Kapitels habe ich gesagt, dass ich mich seit meinem sechzigsten Geburtstag verjüngt habe. Nach dem sechzigsten Lebensjahr ist es ganz natürlich, dass die Kräfte nachlassen, und es wird immer schwieriger, sie zu bewahren. Doch in meinem Fall ist das Niveau der Gesundheit sogar gestiegen. Die zu Grunde liegende Erfahrung will ich Ihnen im Folgenden erklären. Meine Prostatahypertrophie und auch mein grauer Star wurden geheilt – in beiden Fällen ohne Operation. Anstiege, die ich ohne Stock zunächst nur mit Mühe bewältigen konnte, nahm ich später mit Leichtigkeit. Diese Dinge sind für die moderne Schulmedizin nicht vorstellbar. Ich habe sie aber am eigenen Leib erlebt.

Sowohl meine Fortschritte beim Golf seit dem sechzigsten Lebensjahr als auch meine Verjüngung hängen eng mit der Methode des rechten Denkens und Atmens zusammen, die ich mit sechzig vollendet habe. Diese einzigartige Atemtechnik hat all das möglich gemacht. In meinem Fall heißt das, dass ich dank der Methode gesund bin und lange leben kann. Dass ich bis zu diesem hohen Alter auf eigenen Beinen gehen und Golf spielen kann, wäre natürlich ohne die Methode nicht denkbar. Es ist mein Wunsch, dass sie möglichst viele Menschen praktizieren, um ein gesundes und glückliches Leben zu führen. Das ist auch der Sinn meines Lebens.

Bevor ich jedoch die praktische Ausführung der Methode erkläre, möchte ich Ihnen beschreiben, auf welchem Weg ich diese Atemtechnik vollendet habe.

Nummer 122

Im Frühjahr 1996 feierten wir das siebzigjährige Jubiläum unserer Doktorprüfung an der Kaiserlichen Universität von Tokio mit drei Teilnehmern: einem alten Freund mit seiner

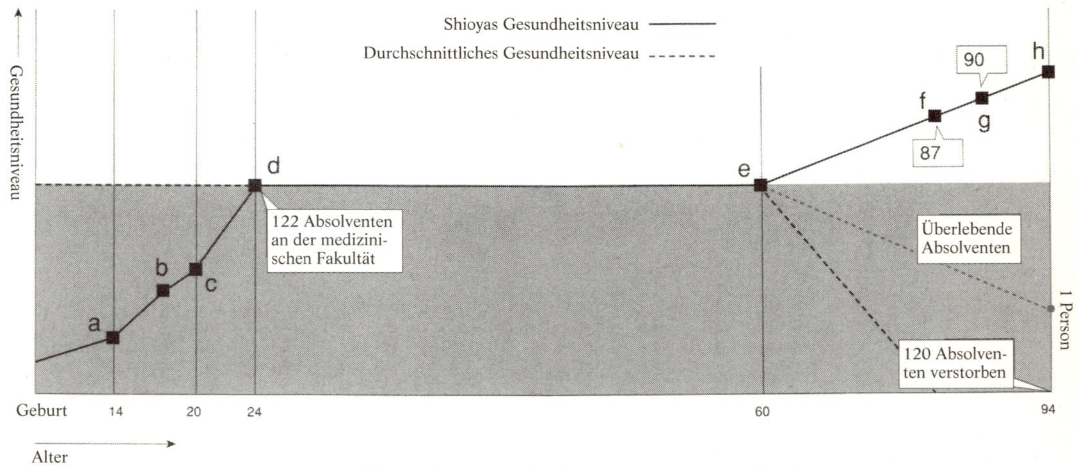

Abb. 6: Die Entwicklung meines Gesundheitsniveaus

a. Eintritt in die Mittelschule
b. Dritten Lendenwirbel beim Sturz vom Pferd gebrochen
c. Bei der Musterung auf den untersten Tauglichkeitsgrad eingestuft
d. Medizinisches Staatsexamen
e. Methode des rechten Denkens und Atmens *vollendet*
f. Grauen Star ohne Operation besiegt
g. Prostatahypertrophie ohne Operation überwunden
h. Mit 94 den dritten age shoot *geschafft*

Frau und mir. Dabei gab es niemand, der aus guten Gründen abgesagt hätte. Siebzig Jahre nach dem medizinischen Examen waren schließlich nur mein alter Freund und ich in dieser Welt zurückgeblieben. Das zeigt, wie selten es ist, die Neunzig zu überschreiten. Doch als wir uns damals nach so langer Zeit trafen, gab es noch etwas, worüber wir beide staunen mussten – nämlich die Tatsache, dass ich überhaupt an diesem Treffen teilnehmen konnte.

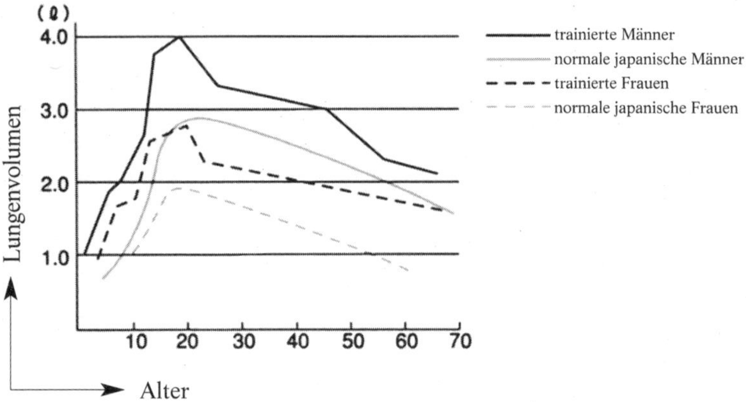

Abb. 7: Veränderung der maximalen Lungenkapazität
Nach dem Maximum mit zwanzig nimmt die Lungenkapazität ständig ab. Auch Männer, die viel trainieren, können diesen Prozess nicht stoppen. Im Gegensatz zum Autor, der dank der Methode über eine maximale Lungenkapazität von 6000 cm³ verfügt, beträgt die Lungenkapazität bei normalen Männern in den Vierzigern weniger als die Hälfte. Die Verlaufskurven des Gesundheitsniveaus und der maximalen Lungenkapazität stimmen überein.

Ich habe bereits erklärt, dass ich von Geburt an von schwächlicher Konstitution gewesen war und in meiner Kindheit sogar als »Supermarkt der Krankheiten« verspottet wurde. Doch im Lauf der Jahre bin ich in gemächlichem Tempo gesünder geworden. Beim Eintritt in die Universität war ich unter hundertzweiundzwanzig Studenten in punkto Gesundheit auf jeden Fall die Nummer hundertzweiundzwanzig.

Ich habe die Entwicklung meines Gesundheitszustands bis zum heutigen Tag in einem Diagramm (Abb. 6) dargestellt. Bei der Geburt schwebte ich zwischen Leben und Tod und schaffte es dann irgendwie bis zur Mittelschule, obwohl ich immer wieder mit schweren Krankheiten zu kämpfen hatte. In der Mittelschule zeigte mir mein Klassenlehrer die Technik der Bauchatmung nach Niki. Um meinen Körper zu kräftigen, habe ich auch das »Gesundheitstraining nach Kawa'ai« praktiziert, denn ich wollte auf jeden Fall ein normales Gesundheitsniveau erreichen. Allmählich sollten sich gewisse Erfolge zeigen. So wurde ich nach und nach zwar kräftiger, doch beim Eintritt in die medizinische Fakultät der Universität von Tokio reichte es beim Gesundheitscheck unseres Jahrgangs nur zum 122. und letzten Platz.

Als ich mit zwanzig für den Militärdienst gemustert wurde, wurde ich auf den untersten Tauglichkeitsgrad eingestuft. In der damals herrschenden Ära des Militarismus war das ein ziemlich beschämendes Gefühl. Nachdem ich schließlich mein Staatsexamen abgelegt hatte und als Dozent an der medizinischen Fakultät der Universität Seoul (Korea, 1928–1930) arbeitete, litt ich mehrmals unter lebensgefährlichen Krankheiten. Ich glaube, dass ich mich erst mit sechzig einer durchschnittlichen, normalen Gesundheit erfreute.

Wie Sie aus diesem Diagramm ersehen können, war ich sechzig, als ich meine Gesundheitstechnik, die Methode des rechten Denkens und Atmens, vollendete. Im Normalfall ist es von diesem Alter an nur natürlich, dass die Gesundheit nachlässt, doch in meinem Fall verlief die Entwicklung in umgekehrter Richtung. In Wirklichkeit hatten von meinen 121 Kommilitonen, die mir während der Studienzeit gesundheitlich überlegen waren, bereits alle bis auf einen diese Welt verlassen.

Was war es, das ich hatte und das ihnen gefehlt hatte? Es kann nur die Methode sein.

Die Wirkungen des Handauflegens

Bevor ich die Methode des rechten Denkens und Atmens entdeckte und vollendete, habe ich zahlreiche Dinge, die »gut für die Gesundheit« sind, kennen gelernt und praktiziert. Dazu gehörten nicht nur verschiedene Gesundheitsmethoden oder Therapieformen der Volksmedizin, sondern auch Dinge, die sich der Magie zuordnen lassen.

Das alles tat ich, weil ich von dem sehnlichen Wunsch erfüllt war, selbst gesund zu werden, und weil ich mich zugleich als Arzt verpflichtet fühlte, meinen unter Krankheiten leidenden Mitmenschen zu helfen. Da ich in meiner Jugend nicht mit guter Gesundheit gesegnet war, wusste ich deren Wert umso mehr zu schätzen. Ich war von meiner natürlichen Begabung und Berufung zum Arzt überzeugt, und das bin ich ohne jeden Zweifel bis heute.

Unabhängig davon, was man davon halten mag, gibt es unter jenen Techniken manches, was tatsächlich gut für die Gesundheit ist. Repräsentative Beispiele dafür sind Yoga, Atemtechniken und Qigong. Da ich als naturwissenschaftlich ausgebildeter Arzt eine solche »unwissenschaftliche« Auffassung vertrat, wurde ich natürlich heftig kritisiert. Wenn ich mich nur theoretisch damit beschäftigt hätte, wäre mir nichts passiert, doch weil ich derartige Techniken auch bei der Behandlung einsetzte, war das sogar der Grund dafür, dass ich aus der Ärzteschaft der Universitätsklinik ausgestoßen wurde.

Nach meiner Lehrtätigkeit in Korea war ich 1930 an die Universität von Tokio zurückgekehrt. Ich trat in die Abteilung für Physikalische Therapie ein, da ich mich darauf spezialisieren wollte. Als ich dort nach einem Jahr einmal Nachtdienst hatte, bekam ein Patient erster Klasse plötzlich starke Schmerzen. Da Eile geboten war, kam ich auf die Idee, ihn durch Handauflegen zu behandeln. Meine Behandlung war erfolgreich, denn die Schmerzen des Patienten vergingen schnell, und sein Zustand besserte sich zusehends. Allerdings war das nicht so gut für mich. Patienten erster Klasse erhielten dort nämlich VIP-Behandlung durch den Chefarzt. Am nächsten Tag äußerte jener Patient den Wunsch, mir die Zuständigkeit für seine Behandlung zu übertragen, obwohl ich im zweiten Dienstjahr in dieser Abteilung noch ein Neuling war. Außerdem hatte dieser junge Doktor die Beschwerden mit so etwas wie Magie geheilt, obwohl er eigentlich westliche Medizin studiert hatte. Darüber geriet der Chefarzt in Wut, und die ganze Sache kam meinem Professor zu Ohren.

Mein Professor war Ka'ichirô Manabe (1878–1941), der Begründer der physikalischen Therapie in Japan. Dieser aus Matsuyama auf der Insel Shikoku stammende Mann hatte in seiner Mittelschulzeit seinem Lehrer, dem berühmten Schriftsteller Sôseki Natsume, einmal Heuschrecken unter die Bettdecke getan. Es war zu erwarten, dass mein Professor außer sich geraten und mich mit den Worten »Jemand, der solche unwissenschaftlichen Behandlungsmethoden benutzt, ist nicht mein Schüler. Sofort raus hier!« entlassen würde.

Auf jeden Fall wäre es auch heutzutage ganz normal, die Tatsache anzuzweifeln, dass ein Arzt Krankheiten heilt, indem er irgendetwas aus seinen Händen aussendet. Da darf man sich nicht wundern, dass ein Verweis ausgesprochen und ich von der Universität verwiesen wurde. So kam es, dass man mich nach nur einem Jahr aus der Ärzteschaft dieser Abteilung verbannte.

Als ich anschließend meine eigene Praxis aufgemacht hatte, gab ich dem »Handauflegen« die Bezeichnung »Lebensstrahlen-Therapie« und ging meinen eigenen Weg als praktischer Arzt. Natürlich gab es auf dem Gebiet der modernen Medizin niemand, der sich dafür interessierte, und deshalb habe ich darauf verzichtet, eine Organisation zu gründen oder eine Theorie aufzustellen. Aber selbst heute habe ich noch volles Vertrauen in diese therapeutische Methode.

Ich gehörte zu den Ärzten, die lieber nicht so viele Medikamente verschrieben, und meine Klinik füllte sich bald mit Patienten. Die Lebensstrahlen-Therapie zeigte Wirkung, denn eine Krankheit nach der anderen wurde geheilt. Unmittelbar nach meiner Relegation aus der Universitätsklinik eröffnete ich im Jahr 1931 in Shibuya, einem Stadtteil von Tokio, eine Klinik für Innere Medizin. Damals litt die Welt unter den Folgen der Weltwirtschaftkrise, und auch in Japan herrschte eine schwere wirtschaftliche Depression. Zu jener Zeit ging es vielen Internisten finanziell so schlecht, dass sie von ihren Ersparnissen leben mussten. Im Unterschied zu Chirurgen oder Hals-Nasen-Ohren-Ärzten, die man für Operationen benötigte, begnügten sich die Leute bei inneren Beschwerden damit, in der Apotheke Medikamente zu kaufen. Außerdem rieten mir fast alle davon ab, in einer ziemlich ruhigen Seitenstraße in Shibuya eine Klinik aufzumachen.

Nach einem Jahr lief es bei mir jedoch so gut, dass ich mir

für Hausbesuche ein Auto mit Fahrer leisten konnte und sich der Radius meiner Hausbesuche auf über zehn Kilometer bis auf die andere Seite des Sumida-Flusses erweiterte. Damals gab es in Tokio nur sehr wenige Internisten, die mit dem Auto Hausbesuche machten.

Das alles verdankte ich den Wirkungen der Lebensstrahlen-Therapie. Diese war letztlich eine Form der Erfahrungsmedizin ohne theoretisches Fundament. Folglich hielten viele Leute sie zu Recht für wenig vertrauenswürdig. Doch in der Tat gibt es ja die recht bekannte Methode des »Handauflegens«. Das bedeutet im wörtlichen Sinne, einem unter Beschwerden leidenden Menschen die Hände aufzulegen. Warum hat man sich einen solchen Ausdruck ausgedacht und benutzt ihn bis heute? Wahrscheinlich wohl deshalb, weil es zahlreiche Fälle gibt, in denen Leute von ihrem Leiden befreit wurden, indem jemand die Hand auf die schmerzende Stelle legte.

In der westlichen Medizin geht es ausschließlich darum, genau definierte Krankheiten zu heilen, und man richtet seine Aufmerksamkeit allein auf bestimmte Organe. Das zeigt sich vor allem in der vorherrschenden Tendenz, nicht den ganzen Menschen zu sehen. Natürlich muss ich anerkennen, dass dank der Fortschritte in den modernen Therapien eine große Zahl von Menschen geheilt werden. Besonders in Fällen, bei denen chirurgische Eingriffe erforderlich sind, ist es nur in seltenen Fällen möglich, durch Handauflegen zu heilen.

Andererseits führt eine Behandlungsform, die den Menschen nicht ganzheitlich betrachten will und ihr Augenmerk allein auf die Organe richtet, dazu, dass die natürlichen Selbstheilungskräfte des Menschen geschwächt und gestört werden. Ein bestimmtes Organ allein gesund zu machen, bedeutet nicht, den Organismus als Ganzes gesund zu machen. Ein gutes Beispiel dafür sind die Nebenwirkungen von Medikamenten. Kann man von Gesundheit reden, wenn eine bestimmte Körperstelle zwar beschwerdefrei gemacht wird, diese Behandlung aber an anderer Stelle zu Problemen führt?

Ich wiederhole immer wieder, dass es im menschlichen Körper nichts Überflüssiges gibt. Alles beeinflusst und unterstützt sich gegenseitig, und so entsteht Gesundheit. Warum also sollte Handauflegen, dem eine ganzheitliche Sicht des Menschen zu Grunde liegt, nicht die Kraft haben, den Menschen gesund zu machen?

Selbstvertrauen als Arzt

Nun möchte ich auf ein anderes Ereignis in meinem Leben zu sprechen kommen. Ich kann mich erinnern, dass ich bei meinem Rauswurf aus der Universitätsklinik in meinem Zorn die Stirn hatte, Professor Manabe Kontra zu geben: »Irgendwann wird der Tag kommen, an dem Sie darauf stolz sein werden, dass Shioya Ihr Schüler war.« »Du Dummkopf!«

schrie mich Professor Manabe darauf an. Aber jener Tag sollte nicht lange auf sich warten lassen. 1932 wollte es das Schicksal, dass ich zu dem berühmten Politiker Tsutomu Mori (1882–1932), einem der mächtigsten Männer jener Zeit, gerufen wurde. Die Untersuchung ergab, dass er unter galoppierender Schwindsucht litt – einer (damals) unheilbaren Krankheit, die nach dem vollen Ausbruch der Symptome innerhalb von zwei Monaten zum Tod führte. Dieser große Politiker wandte sich mit den Worten an mich, den damals gerade dreißigjährigen Arzt: »Ich weiß selbst am besten, wie schwer meine Krankheit ist. Die Verantwortung für mein Leben lege ich völlig in Ihre Hände, Herr Doktor!« Dabei verbeugte er sich tief vor mir.

Was mir als namenlosem Arzt jedoch Kopfzerbrechen bereitete, war die Frage, was ich seinen Politikerfreunden und den Militärs sagen sollte. So verschwieg ich den wahren Namen der Krankheit und erklärte, es handele sich um Lungenentzündung und Asthma. Darauf tadelten mich die jungen Abgeordneten und Offiziere: »Was für ein unfähiger Arzt, der nicht einmal eine Lungenentzündung heilen kann!« Deshalb versuchten sie immer wieder, einen Arzt von Rang und Namen hinzuzuziehen. Einmal brachte man sogar den angeblich besten Arzt der Universität von Tokio zu Mori, weil meine Behandlung nicht zu wirken schien. Aber mein Patient zog es vor, meinen Anweisungen zu folgen, statt auf eine noch so große Koryphäe zu hören. Ein weiterer bekannter Arzt verlor die Geduld und stellte eigenmächtig einen Behandlungsplan auf, ohne meine Einwände als behandelnder Arzt zu berücksichtigen. Die Sache endete damit, dass er wütend nach Hause ging, als ich seinen Plan ablehnte. Zu meinem Schutz hätte ich also eine Autorität brauchen können.

Der nächste Arzt, den einer von Moris Freunden zu ihm brachte, war ausgerechnet Professor Manabe. Wie dem auch sei, nun waren der Mann, der mich wegen unwissenschaftlichen Verhaltens aus der Universitätsklinik verbannt hatte, und ebendieser wieder zusammen. Anfangs schien es dem Professor unangenehm zu sein, mit diesem verhassten Kerl zusammenzuarbeiten. Doch im Lauf des Tages heiterte sich seine Miene auf, und er begann sogar allmählich, mich ernst zu nehmen. Ein paar Tage später erhielt ich einen überraschenden Anruf von einem Freund an der Universitätsklinik. Nach seiner Rückkehr in die Klinik hatte Professor Manabe mich nämlich vor seinen Schülern gelobt: »Ich habe mich in Shioya getäuscht. Was seinen Umgang mit den Patienten, ihr Vertrauen und ihre Akzeptanz angeht, so gibt es keinen besseren praktischen Arzt als ihn. So sollte ein praktischer Arzt sein. Ihr jungen Ärzte solltet euch Shioya zum Vorbild nehmen!«

1941 nahm Professor Manabe als Ehrengast an der Zehnjahresfeier meiner Klinik teil und lobte mich in den höchsten Tönen: »Shioya ist zwar kein richtiger Schüler von mir, aber er hat sich prächtig entwickelt.« Auf dem Ehrenplatz neben ihm saß damals Professor Kenzô Niki, der Begründer

der nach ihm benannten Methode der Bauchatmung, die ich als erste Atemtechnik kennen gelernt hatte. Er war auch der einzige Wissenschaftler, der Verständnis für meine Lebensstrahlen-Therapie zeigte.

Professor Manabe starb noch im selben Jahr. Ich glaube, dass auch jener Professor Manabe, der starrköpfigste Dozent an der Universität von Tokio und ein strenger Verfechter naturwissenschaftlicher Methoden, meine Lebensstrahlen-Therapie, die er als unwissenschaftlich abgetan hatte, ein bisschen anerkannt hatte, als er in die andere Welt ging. Vielleicht wird er jetzt im Himmel mit bittersüßem Lächeln an mich denken.

Tuberkulose mit tiefer Atmung heilen

Mitte der dreißiger Jahre bekam ich Lungentuberkulose. Der alleinige Grund dafür war Erschöpfung durch Überarbeitung. Meine unvernünftige Lebensweise hatte schließlich meinem von Natur aus schwächlichen Körper geschadet. Es mag sich nach Eigenlob anhören, aber zu jener Zeit war ich anscheinend der beliebteste Arzt in Tokio. Mein Tag war so eingeteilt, dass ich vormittags in meiner Praxis arbeitete und nachmittags Hausbesuche machte. Weil ich zu viele Patienten hatte, dauerte die vormittägliche Sprechstunde in der Regel bis etwa drei Uhr nachmittags. Da ich dennoch meine Hausbesuche absolvierte, kam ich oft genug erst spät in der

Nacht heim. So wurde mein Dienstwagen zu meiner Ersatzwohnung. Im Auto nahm ich meine Mahlzeiten zu mir, und dort fiel ich auch regelmäßig in Halbschlaf. Es kam auch mehr als ein- oder zweimal vor, dass ich bei einem meiner Hausbesuche die Tempelglocke zum Jahresende hörte. Zum Glück lief in meiner Klinik alles gut, und auch finanziell hatte ich mir ein solides Fundament geschaffen. Doch damals habe ich wieder einmal einsehen müssen, wie richtig doch der Satz ist, dass man Gesundheit nicht kaufen kann. Ich hatte also Tuberkulose, eine Krankheit, die durch Tuberkulosebakterien verursacht wird und die in Europa früher als weiße Pest gefürchtet war. Diesen Erreger sowie die früher erwähnten Cholerabakterien hatte Robert Koch entdeckt. Das spezifisch wirksame Mittel gegen Tuberkulose ist heute das Antibiotikum Streptomycin, das jedoch erst 1944 in den USA entdeckt werden sollte. Ich hatte mir aber vor dem Zweiten Weltkrieg Tuberkulose geholt.

Die damalige Therapie bestand vor allem in Ruhe und einer guten Ernährung. 1946 wurde mit der Entwicklung des Streptomycins neben der Prävention die aktive Behandlung möglich. Davor war eigentlich nur die chirurgische Behandlung bekannt, insbesondere die so genannte Pneumothorax-Technik. Dabei wurde ein betroffener Lungenflügel künstlich kollabiert, um die Lunge teilweise zum Stillstand und zum Ausheilen der Veränderungen zu veranlassen. Diese Technik war jedoch von wenig Nutzen und wurde nach 1946 nach und nach eingestellt.

Da ich bereits Erfahrung mit Atemtechniken hatte und mir die Bedeutung des Sauerstoffs klar geworden war, hatte ich Zweifel an dieser Behandlungsform. Da man bei der Pneumothorax-Therapie die Lunge nicht benutzt, lässt sie sich natürlich ruhig halten. Da aber die Sauerstoffaufnahme dabei nicht ausreichen dürfte, hatte ich meine Zweifel. Zum Glück enthielt bei mir der Speichel keine Tuberkulosebakterien, und so bestand keine Gefahr, die Patienten anzustecken. Ich konnte also weiterarbeiten wie bisher. Wenn ich abends meine Hausbesuche machte, bekam ich regelmäßig Fieber. Trotzdem legte ich in jener Zeit keinen Ruhetag ein. Allerdings beschloss ich, mir zwischen den Konsultationen genügend Ruhe zu gönnen und meine eigene Atemtechnik (die damals noch unvollkommen war) aktiv in meinen Alltag zu integrieren.

Auf diese Weise gelang es mir, mich in etwa einem Jahr zu heilen. Auch hier war etwas geschehen, das medizinisch undenkbar war. Damals war ich davon überzeugt: »Es kann absolut nicht sein, dass ich an dieser Lungenkrankheit sterbe«, obwohl es für diese Überzeugung eigentlich keinen Grund gab. Ich war mir lediglich mehr als andere sicher, dass ich zum Arzt berufen war und diesen Beruf richtig praktizierte. Deshalb dachte ich mir: »Warum sollte ich an so etwas wie einer Lungenkrankheit sterben müssen?«

Dabei ging es mir nicht um Wünsche wie »Ich möchte gesund werden« oder »Ich will geheilt werden«. Vielmehr sagte ich mir: »Es steht absolut fest, dass ich gesund werde.«

Natürlich lässt sich das nicht wissenschaftlich beweisen, aber die Wirkung dieser Vorstellung war doch erstaunlich. Dass bei der in späterer Zeit von mir entwickelten Atemtechnik besonderer Wert auf die Vorstellungskraft gelegt wird, geht in der Tat auf diese Erfahrung zurück.

Schwere Rückenschmerzen besiegt

Durch viele derartige Erfahrungen habe ich Gesundheitstechniken ausgewählt, geprüft und praktiziert. Daraus ist die Methode des rechten Denkens und Atmens entstanden, die ich mit sechzig vollendet habe. Es handelt sich um eine Methode, deren Wirkungen mit den Mitteln der derzeitigen Naturwissenschaft nicht zu beweisen sind. Aber im Lauf der Zeit wuchs die Zahl der Elemente in der Methode, die wissenschaftlich erklärt werden können. Vielleicht ist die menschliche Intelligenz in fünfzig oder hundert Jahren in der Lage, wenn schon nicht das Ganze, so doch den größten Teil davon zu erhellen.

Das Wichtigste dabei ist jedoch nicht die Theorie. Vielmehr geht es um die Tatsache, dass die Methode die Gesundheit fördert und dass man sie *praktiziert*. Das beste Beispiel für ihre gesundheitlichen Wirkungen bin ja ich selbst.

Medizinische Institutionen wie Universitätskliniken sind gut bei der Behandlung von Organen, aber sie sind ziemlich schlecht, wenn es um die Heilung des kranken Menschen geht. Es ist meine Berufung als praktischer Arzt, Krankheiten zu heilen und die Menschen dabei zu unterstützen, dass sie nicht krank werden. So war es wohl meine Mission, die Methode zu entwickeln, und dass ich selbst hier und jetzt lebe, verdanke ich ihr. Dank der Methode habe ich bis heute nicht nur zufrieden leben können, sondern überdies auch unzählige Geschenke erhalten.

Als typisches Beispiel dafür will ich meine Kreuzbeschwerden anführen. Da ich ursprünglich schwächlich war, habe ich in meiner Studentenzeit verschiedene Gesundheitstechniken ausprobiert, um kräftiger zu werden. Unter anderem habe ich die Kampfkünste geübt und bin gerudert. Aus diesem Grund bin ich damals auch in den Reitklub der Universität eingetreten. Auch wenn es Reitklub hieß, würde man es heutzutage eher als eine Art Freundeskreis bezeichnen. Während die Pferde des offiziellen Reitklubs gut trainierte edle Rösser waren, handelte es sich bei den Pferden unserer Abteilung um Arbeitspferde für die Feldartillerie. Der Reitplatz befand sich damals am westlichen Stadtrand von Tokio.

Auf diese Pferde traf die Bezeichnung Arbeitspferd genau zu; sie boten keinen schönen Anblick und hatten auch einen wilden Charakter. Wenn sie merkten, dass ihr Reiter Anfänger war, versuchten sie mit allen Mitteln ihn abzuwerfen und lächerlich zu machen.

Der Unfall ereignete sich gleich an meinem ersten Tag im Reitklub. Kaum war ich aufgesessen, fing dieser Gaul an zu toben und schleuderte mich heftig zu Boden. Durch den

Aufprall wurde mir der mittlere der fünf Lendenwirbel zertrümmert. Ein normaler Knochenbruch heilt wieder, nachdem man den Knochen eingerenkt hat, aber eine Trümmerfraktur nicht, und deshalb ist meine Wirbelsäule noch heute an dieser Stelle gekrümmt.

Normalerweise hätte das ein Leben im Rollstuhl bedeutet. Wenn ich in meinen jungen Jahren in den Zug stieg, musste ich mir gleich einen freien Sitzplatz suchen. Wegen dieses anatomischen Defekts war nicht zu verhindern, dass mein Rücken schnell müde wurde und schmerzte. Doch jetzt spiele ich mit über neunzig sogar Golf, während ich mir zum Zeitpunkt meiner Hochzeit hätte sagen können: »Eine Sportart wie Golf, bei der der Rücken belastet wird, ist für mich völlig ungeeignet!« Später habe ich beschlossen, meiner Gesundheit zuliebe mit dem Golfen anzufangen, aber am Morgen nach dem Spielen war ich so erschöpft, dass ich nicht einmal aufstehen konnte. Als meine Beschwerden schlimmer wurden, musste ich sogar einmal ein Jahr lang ganz mit dem Golfspielen aussetzen.

Allerdings kam ich irgendwann zu der Einsicht, dass mir das Jammern über den beschädigten Wirbel nichts brachte. Das war eben ein negativer Faktor, der mich mein ganzes Leben lang belasten sollte. Also hörte ich auf, negativ darüber zu denken, und sagte mir: »Nun gut, wenn das nun einmal so ist, will ich mich lieber mit diesem verkrümmten Kreuz anfreunden.« Das war für mich eine Revolution in meinem Bewusstsein.

Um mit diesem Kreuz in Freundschaft zusammenzuleben, kam es vor allem auf die Körperhaltung an. Während ich weiter die tiefe Bauchatmung übte, achtete ich streng darauf, meinen Rücken gerade zu halten – immer.

Wenn man den menschlichen Körper mit einem Gebäude vergleicht, dann entspricht die Wirbelsäule dem Hauptpfeiler. Wenn man sich hier ordentlich hält, fühlt man sich frisch und lebendig. Als zusätzliche Wirkung dieser Bewusstseinsrevolution wird auch der Geist klar. Ich ermüde jedenfalls nicht mehr so leicht, und meine Kreuzschmerzen traten nicht mehr so häufig auf. Beim Ausrichten der Haltung habe ich gespürt, dass selbst bei normaler Atmung die Luft bis zur Lungenbasis gelangt. Bei der Bauchatmung funktioniert das natürlich noch besser, und das bedeutet, dass Sauerstoff unwillkürlich den ganzen Körper ausfüllt.

Das ist auch der Grund, warum ich bei der Bauchatmung so großen Wert auf eine gute Haltung lege. Wie wichtig das ist, zeigt die Tatsache, dass ich selbst mit einer verkrümmten Wirbelsäule durch eine korrekte Haltung verhindern konnte, dass meine untere Körperhälfte gelähmt wurde. Über neunzig ist ein gekrümmtes Kreuz normal, aber selbst mit über hundert halte ich mich immer noch aufrecht, und mein Rücken ist ganz in Ordnung.

Aber das ist noch nicht alles. Durch die richtige Haltung sowie durch die Vervollkommnung und Praxis der Bauchatmung ist es mir gelungen, einen Körper zu formen, der keine Krankheit kennt. Was die Stressbelastung angeht, so habe ich nie wirklich das Gefühl gehabt, gestresst zu sein. Deshalb denke ich, dass meine Zellen stark genug sind. Folglich kann man behaupten, dies sei der Beweis, dass man durch die Übung der Methode einen Körper formen kann, der weder Krankheit noch Stress kennt.

Prostatahypertrophie ohne Operation geheilt

Ab Mitte achtzig begann ich an den Symptomen von Prostatahypertrophie zu leiden. Einfach gesagt vergrößert sich bei dieser Krankheit die Prostata, und es bildet sich eine Art gutartiger Tumor. Weil sie bei Männern über fünfzig häufig auftritt, handelt es sich zweifellos um eine Alterskrankheit. Als Grund dafür gilt, dass im Verlauf des Alterungsprozesses das Gleichgewicht der Sexualhormone gestört wird. Doch es geht mir an dieser Stelle nicht um die Pathogenese.

Da die Prostata kein Muskel ist, ist sie nicht in der Lage, sich zu dehnen oder zusammenzuziehen. Wenn man sie sich wie eine getrocknete Kakifrucht vorstellt, ist das leicht zu verstehen. So wie die ursprünglich weiche Kakifrucht mit der Zeit hart wird, so scheint auch die Prostata die Tendenz zu haben, im Alter hart zu werden. Das führt dazu, dass der Harnleiter in der verhärteten und vergrößerten Prostata zusammengedrückt wird. Als Symptom äußert sich das darin, dass das Urinieren schwierig wird und Zeit braucht. Für diesen Zustand ist typisch, dass der Urin nur schlecht abgeht und man ständig das Gefühl hat, die Blase wäre nicht völlig geleert. Das kann so schlimm werden, dass gar nichts mehr abgeht, obwohl der Harnfluss von den Nieren zur Blase natürlich ständig weitergeht.

Die moderne Medizin behauptet, dass diese Krankheit nur durch einen chirurgischen Eingriff geheilt werden kann, bei dem die Prostata entfernt und der Harnleiter geöffnet wird.

Bei mir verschlimmerte sich dieser Zustand mit über neunzig schließlich so sehr, dass fast kein Urin mehr abging. Tatsächlich hatte ich mit sechsundachtzig versucht, mich mit Hilfe der Methode zu heilen, doch der Erfolg hatte sich nicht einstellen wollen. Dennoch war ich fest davon überzeugt, dass auch die Prostatahypertrophie durch die Methode geheilt werden konnte. Denn wenn ich es selbst nicht schaffte, diese Krankheit zu heilen, dann hätte das bedeutet, dass die Methode doch eine verlogene Sache war.

Warum wollte meine Prostatahypertrophie sich nicht heilen lassen? Nach vielen Überlegungen fand ich schließlich den Grund heraus: Die Kraft meiner Vorstellung reichte nicht aus. Als ich darauf sofort meine Vorstellung mit starker Überzeugung koppelte, begann schon am nächsten Morgen der Urin zu fließen, und ich war nach einer Woche völlig geheilt.

Diese Erfahrung habe nicht nur ich gemacht. Denn von

vielen Männern, die meine Bücher gelesen und die Methode praktiziert haben, erhielt ich einen Brief nach dem anderen mit folgendem Inhalt: »Meine Prostatahypertrophie ist geheilt. Vielen herzlichen Dank!« Wäre ich normaler Arzt, so würde ich sagen: »So etwas kann es nicht geben!« Vom Standpunkt eines Arztes, der in naturwissenschaftlichen Kategorien denkt, ist das ganz natürlich. Früher gehörte es zu meinem eigenen medizinischen Standardwissen, dass es außer einer Operation keine Methode zur Heilung einer Prostatahypertrophie gibt. In Wirklichkeit ist es aber vielen Männern einschließlich meiner selbst gelungen, mit Hilfe der Vorstellungskraft und der Methode ihre Prostatahypertrophie zu heilen.

Keine Angst bei grauem Star

Mitte achtzig begann ich außerdem unter grauem Star zu leiden, einer Krankheit, bei der sich die Linse trübt, die Sehkraft nachlässt und im schlimmsten Fall die Erblindung droht. Die Linse erhält ihre Nährstoffe aus der umgebenden Tränenflüssigkeit und bewahrt durch diese Stoffwechselvorgänge ihre Klarheit. Wird die Tränenflüssigkeit aber aus irgendwelchen Gründen geschädigt, so wird die Linse trüb. Auch hierbei handelt es sich um eine im Alter häufig auftretende Krankheit, die nach schulmedizinischer Auffassung nur operativ geheilt werden kann.

Ich habe meinen grauen Star aber durch die Methode geheilt. Als ich mich fünf Jahre nach dem Auftreten der ersten Symptome beim Augenarzt untersuchen ließ, lautete die Diagnose »vollständig geheilt«.

Den Lesern steht es natürlich frei, mir zu glauben oder nicht. Dabei habe ich nichts anderes gemacht, als mir zusätzlich zur tiefen Bauchatmung zu sagen: »Der graue Star ist geheilt, völlig geheilt!« Dies unterstützte ich durch starke Imaginationen, bei denen ich mir ausmalte, wie sich ein wunderbares, weites Panorama vor meinen Augen ausbreitete. Auch heute noch sehe ich die Dinge mit eigenen Augen. Diese Tatsache genügt mir, dazu brauche ich keine Theorie.

»The only one«

Meine Leistungen beim Golfspiel verliefen parallel zur Entwicklung meines Gesundheitsniveaus wie in Abb. 6 dargestellt. In meinen Dreißigern, Vierzigern und Fünfzigern waren meine Gesundheit und meine Leistungen beim Golf ganz normal, aber von Sechzig an ging es überall aufwärts. Es gibt kaum Leute, bei denen sich mit über sechzig Gesundheit und Golfspiel in gleichem Maße verbessern. Bei dieser Gelegenheit möchte ich erwähnen, dass ich seit meinem sechzigsten Geburtstag im Golf neun Seniorentitel und fünf Goldmedaillen gewonnen habe.

Mit siebenundachtzig bin ich Mitglied im Mishima Springs Country Club geworden. Da dieser Golfplatz nicht weit von meiner Wohnung entfernt liegt, ist er seither zu meinem Heimatplatz geworden. In diesem Jahr nahm ich mir ernsthaft vor, als Erster auf diesem Golfplatz einen *age shoot* zu schaffen. Deshalb dachte ich bei der tiefen Atmung ständig: »Ich habe den *age shoot* geschafft.« Und wirklich schaffte ich mit siebenundachtzig zum ersten Mal in meinem Leben einen *age shoot* und wurde so zum ersten *age shooter* im Golfclub Mishima Springs.

Mit neunzig musste ich jedoch feststellen, dass ich nach einem Tag auf dem Golfplatz unheimlich müde wurde. Die Besonderheit bei diesem Golfplatz besteht nämlich darin, dass der Kurs vom ersten Tee bis zum letzten Grün stetig ansteigt. So musste ich schließlich den Golfschläger als Spazierstock benutzen, um den Kurs in seiner ganzen Länge bewältigen zu können. Außerdem hatte ich bisher auf dem Hin- und Rückweg den Bus des Golfklubs zum Bahnhof Mishima genommen, doch vom neunzigsten Lebensjahr an ließ ich mir nach dem Spiel ein Taxi rufen und mich – auf dem Rücksitz schlafend – nach Hause fahren. Es gab Leute, die mich trösten wollten: »Mit neunzig muss man das wohl akzeptieren.« Doch wenn ich energisch ausschreitende junge Leute sah, fühlte ich mich elend.

Irgendwann erwachte jedoch mein angeborener Kampfgeist, und ich beschloss, den Alterungsprozess meines Körpers mit der Methode zu stoppen. Ich dachte mir: »Ich werde diese lange Steigung ohne Stock schaffen.« Wie in den bisher geschilderten Fällen formte ich eine starke Vorstellung und füllte meine Lungen gut mit Sauerstoff. Das führte zum gleichen Ergebnis wie zuvor: Heute nehme ich die Steigung mühelos ohne Stock, und zum Golfplatz fahre ich immer noch mit Zug und Bus. Inzwischen gehe ich auf dem Golfkurs so schnell, dass ich nicht hinter die fünfzig- oder sechzigjährigen Mitglieder des Golfklubs zurückfalle. Zu meinem zweiundneunzigsten Geburtstag kündigte ich allen einen *age shoot* an, den ich dann tatsächlich geschafft habe. Das alles verdanke ich der Methode; eine andere Erklärung dafür kann ich nicht finden.

Der Herausgeber des Magazins *Golf Digest* hat mich zu dem Versprechen bewogen, am Neujahrstag nach meinem zweiundneunzigsten Geburtstag einen *age shoot* mit dreiundneunzig Schlägen zu schaffen. Denn er hatte vor, dieses Ereignis in einer Artikelserie zu dokumentieren. Um dieses Versprechen zu erfüllen, musste ich mich ziemlich anstrengen, bis ich es endlich mit vierundneunzig schaffte. Anschließend hat man mich sogar mit folgenden Worten gelobt: »Sie sind nicht die *number one* (»Nummer eins«) in der Welt, sondern *the only one* (»der Einzige«).« Doch das war mir zu viel des Lobes, denn so etwas wie *the only one* bin ich nicht. Selbst wenn ich es zum gegenwärtigen Zeitpunkt sein sollte, kann ich schließlich doch nur deshalb *the only one* sein, weil in mir die Möglichkeit angelegt ist, die in *everyone,* also jedem Menschen liegt. Sei es beim Golf, sei es bei der Gesundheit – jeder kann meine Leistungen erreichen, wenn er die Methode praktiziert.

Im nächsten Kapitel will ich endlich die Methode des rechten Denkens und Atmens und ihre Praxis genauer erklären.

III. Der Arzt im Inneren

Brust- und Bauchatmung

Wenn wir angespannt sind, atmen wir gewöhnlich mit der Brust, indem wir den Brustkorb mit Hilfe der Brustmuskulatur bewegen. Bei der Bauchatmung hebt und senkt sich dagegen das Zwerchfell. Wenn wir in entspanntem Zustand atmen, wird unsere Atmung bis zu einem gewissen Grad von allein zur Bauchatmung.

Bei Atemübungen kommt es vor allem auf eine bequeme Haltung und auf Entspannung an. Wenn man hastig übt, gehen fünfzig Prozent der Wirkung verloren. Früher haben buddhistische Mönche in Japan die Bauchatmung praktiziert und deshalb bei guter Gesundheit ein hohes Alter erreicht. Wenn man die alten japanischen Buddhaskulpturen betrachtet, kann man gut erkennen, dass ihr Rumpf im Solarplexusbereich verengt ist. Diese Körperform, die mit dem Senken des Zwerchfells zusammenhängt, ist typisch für Menschen, die die tiefe Atmung praktizieren, und gilt in Ostasien als die beste Haltung.

Beim Einatmen den Bauch nach außen zu dehnen, ist etwas ganz anderes als das, was bei der gewöhnlichen Atmung geschieht. Aber wenn man diese Atemtechnik so oft übt, bis man sich daran gewöhnt hat, wird sie irgendwann natürlich. Weil unser Atem normalerweise unbewusst abläuft, fällt es uns schwer zu glauben, dass allein mit dieser relativ einfachen Praxis so große Veränderungen möglich sind. In jüngster Zeit hat man jedoch erkannt, dass die positiven Wirkungen der tiefen Bauchatmung von der Gesundheit bis zur Persönlichkeit reichen.

Wie Sie aus Erfahrung wissen, fordern die Ärzte bei der Blutdruckmessung ihre Patienten auf, tief zu atmen: »Gut, atmen Sie tief ein… und atmen Sie langsam aus.« Denn Ärzte wissen aus Erfahrung, dass der Blutdruck bei einem einzigen tiefen Atemzug stark schwanken kann. Das zeigt, wie schnell der Organismus auf die Atmung reagiert.

Die Bauchatmung lässt sich gut in der Badewanne üben. Wenn man sich nicht so tief ins Wasser setzt, durch die Nase einatmet und den Bauch ausdehnt, steigt das Wasser ein paar Zentimeter. Wenn man durch den Mund ausatmet und den Bauch einsinken lässt, senkt sich der Wasserspiegel ein wenig. In der Badewanne lässt sich das gut beobachten.

Säuglinge atmen mit dem Bauch

Bevor ich die von mir entwickelte Methode genauer vorstelle, möchte ich zuerst ein paar grundlegende Dinge über die verschiedenen Atemtechniken erklären. Alle seit alter

Zeit überlieferten Atemtechniken, die als gut für die Gesundheit gelten, haben eines gemeinsam, mögen auch die Bezeichnungen oder die Methoden noch so verschieden sein: die Bauchatmung. Das gilt für den aus dem alten Indien stammenden Yoga ebenso wie für das chinesische Taijiquan, das zunächst als Kampfkunst entwickelt und später als Gesundheitsübung populär wurde. Auch die Atemmethode von Kenzô Niki, die ich in meiner Schulzeit kennen gelernt habe, bildet da keine Ausnahme.

»Bauchatmung ist gut für die Gesundheit.« Das ist allen aus Erfahrung klar.

Aber warum ist Bauchatmung gut für die Gesundheit?

Eigentlich hatte ich gedacht, dass die Tatsache allein schon genügte, aber es dürfte doch viele Leser geben, die sich damit nicht zufrieden geben.

Deshalb möchte ich die Sache so erklären: Alle Neugeborenen atmen ausnahmslos mit dem Bauch. Das kann jeder beobachten: Es gibt keinen Säugling, der nur mit der Nase oder dem Mund atmet. Außerdem kommt es niemals vor, dass ein Säugling – wie so viele Erwachsene – »mit den Schultern atmet«. Säuglinge atmen mit dem Bauch.

Meiner Ansicht nach dürften Neugeborene instinktiv wissen, wie wichtig der Sauerstoff ist. Das Säuglingsalter ist die Periode im menschlichen Leben, in welcher der Organismus die deutlichsten Veränderungen und das schnellste Wachstum durchläuft. Ein angeborener Instinkt scheint dem Säugling zu sagen, wie nötig der Sauerstoff dafür ist.

Das ist etwas ganz Natürliches, aber mit zunehmendem Alter »vergessen« wir offensichtlich die Bauchatmung, das heißt, den Bauch ordentlich mit Luft zu füllen. Auf jeden Fall gehen wir immer mehr dazu über, auf unnatürliche Weise zu atmen, je erwachsener und älter wir werden.

Das ist der Grund für den Sauerstoffmangel in den Körperzellen, und dies wird zur Hauptursache aller möglichen Krankheiten.

Nachdem ich alle möglichen Atemtechniken aus der ganzen Welt getestet habe, bin ich allerdings zu folgendem Urteil gelangt: »Bei vielen von ihnen wird noch lange nicht genug Sauerstoff aufgenommen.«

Dagegen wird bei der von mir entwickelten Methode von Anfang an auf korrekte Bauchatmung geachtet. Hier handelt es sich um eine Atemtechnik, bei der es darum geht, den Körper möglichst wirkungsvoll mit Sauerstoff zu versorgen.

Lungenspitzen als Kleinwagen, Lungenbasis als Limousine

Die Lunge besteht aus zahllosen kleinen Kammern, die als Lungenbläschen (Alveolen) bezeichnet werden. Da die Alveolen keine Muskeln sind, können sie sich nicht ausdehnen oder zusammenziehen. Deshalb bedarf es einer äußeren Kraft, um sie auszudehnen. Das funktioniert, indem man den Brustkorb weitet und so mehr Luft in die Lunge bringt. Dazu sollte man möglichst viel Luft auf einmal einatmen.

Für beide Lungenflügel zusammen rechnet man mit etwa 300 Millionen Lungenbläschen, die insgesamt eine Fläche von maximal 70 m^2 für den Gasaustausch bereitstellen. Wenn man die Oberfläche jedes einzelnen Bläschens so weit wie möglich ausdehnt, wird die Lungenfunktion natürlich gesteigert. Mit anderen Worten, jedes einzelne Lungenbläschen kann sich etwas erweitern, indem man es mit Luft füllt. Auf diese Weise vergrößert sich die Gesamtfläche der Lungen, und darüber hinaus verbessert sich die Lungenkapazität. Außerdem kann die Lunge umso mehr Sauerstoff aufnehmen, je reichlicher sie mit Luft gefüllt wird. So dehnen sich die Lungenbläschen aus, und der Sauerstoff kann effektiv absorbiert werden.

Der frisch aufgenommene Sauerstoff wird mit dem Blut durch die zu den Alveolen führenden Kapillaren über die linke Vorkammer und Herzkammer zu allen Körperzellen transportiert. Die Gesamtoberfläche der Lungenkapillaren beträgt etwa 70 m^2 und entspricht so ungefähr der Gesamtfläche der Alveolen. Durch die Lungenkapillaren fließt eine feste Menge Blut, unabhängig davon, wie wir atmen und wie viel Luft wir dabei aufnehmen. Das bedeutet, dass die Sauerstoffmenge, die zu den Körperzellen gelangt, nicht von der Menge des Blutes abhängig ist. Tatsächlich spielt dabei die Menge des in den Alveolen gesammelten Sauerstoffs die entscheidende Rolle.

Von ihrem Aufbau her ähnelt die Lunge einer Glocke, deren Merkmal es ist, sich von oben nach unten hin zu erweitern. Daraus ergibt sich zwangsläufig, dass sich der größere Teil der insgesamt 300 Millionen Lungenbläschen im unteren Teil der Lunge befindet.

In der medizinischen Fachsprache wird der obere Teil der Lunge als Apex (Lungenspitze) und der untere als Lungenbasis bezeichnet. Bei der normalen Atmung, aber auch bei den vollen Formen der Bauchatmung kommt es ziemlich selten vor, dass die Atemluft den unteren Teil der Lunge ganz füllt. Das kann man direkt spüren, wenn man tatsächlich die tiefe Atmung praktizieren will. Jeder wird dabei merken, dass die Lunge sich nicht weiter als bis zum Brustkorb beziehungsweise zu den Rippen ausdehnen lässt. Außerdem kann man viele Leute finden, die angestrengt den Oberkörper, besonders die Schultern heben und senken – also mit den Schultern atmen wollen –, wenn man sie auffordert, tief zu atmen. Auch das zeigt, dass im Allgemeinen mit den Lungenspitzen, aber nicht mit der Lungenbasis geatmet und nicht die ganze Lunge mit Luft gefüllt wird.

Folglich enthält fast alles Blut, das durch die Lunge fließt, sowohl bei normaler Atmung als auch bei den bisher üblichen Techniken der Bauchatmung zu wenig Sauerstoff. Jeder der beiden Lungenflügel kann ungefähr 3 l aufnehmen. Während das als maximale Lungenkapazität gilt, gelangt bei normaler Atmung wahrscheinlich nur ein Fünftel dieser Menge, also 600 cm^3, in die Lunge. Bei den bisheri-

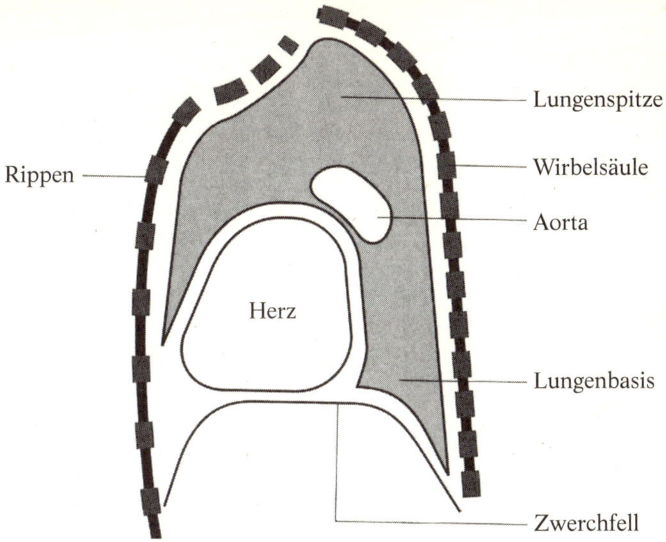

Abb. 8: Modell der Lunge (im Querschnitt)
Die Lunge ist von den Rippen und der Wirbelsäule umgeben; in die Lunge eingebettet sind das Herz und die Hauptarterien. Unter der Lungenbasis liegt das Zwerchfell, das sich nach unten und oben bewegen kann. So kann man erkennen, dass nicht die von Knochen umgebene Lungenspitze ausgedehnt, sondern das Zwerchfell gesenkt werden muss, um den unteren Teil der Lunge und damit die Lunge bis zu ihrer maximalen Kapazität auszudehnen. Außerdem ist die Zahl der Lungenbläschen an der Lungenbasis deutlich größer als an der Spitze.

gen Methoden der Bauchatmung gelangt etwas mehr Luft in die Lunge, aber man kann nicht erwarten, dass dabei die Lungenkapazität zu hundert Prozent ausgenutzt wird.

Dagegen ist die Methode eine Technik, bei der man die Aufmerksamkeit auf die Lungenbasis richtet und die Lunge bis unten gut mit Luft füllt. Diese Atemtechnik bietet die Möglichkeit, so nahe wie möglich an das Maximum von 6 l zu kommen und diese Menge sogar noch zu übertreffen. Dies lässt sich mit dem Umsteigen von einem Kleinwagen auf einen Mercedes der Oberklasse vergleichen.

Die Rolle des Zwerchfells

Bei der Methode legt man großen Wert darauf, bei der Atmung nicht in die Lungenspitzen, sondern bis zur Lungenbasis zu atmen. Dabei ist es besonders wichtig, das Zwerchfell zu benutzen, was als Kennzeichen dieser Atemtechnik gelten kann.

Das Zwerchfell wurde bisher einfach als eine Membran betrachtet, die sich an der Grenze von Lunge und Bauch befindet und sozusagen die Lunge trägt. Aber im menschlichen Körper als Miniaturausgabe des Universums gibt es nichts Überflüssiges. Das Zwerchfell ist also nicht einfach eine Membran, die als solche Elastizität und Flexibilität besitzt. Mir wurde im Lauf der Zeit klar, dass durch die Aufwärts- und Abwärtsbewegung des Zwerchfells der Druck im Bauchraum kontrolliert wird. Außerdem habe ich erkannt, dass das Zwerchfell zusammen mit der Atmung für die Produktion und Sekretion von Substanzen sorgt, die gut für die Gesundheit sind. Von der Forschung erwarte ich in der Zukunft neue Erkenntnisse über das Zwerchfell. Doch sollten Sie sich merken, dass die Bewegung des Zwerchfells gesundheitlich einen positiven Effekt auf den Organismus ausübt.

In Wirklichkeit ist es der Aufwärts- und Abwärtsbewegung des Zwerchfells zu verdanken, dass die Bauchdecke einsinkt oder sich hebt. Wenn sich beim Einatmen das Zwerchfell senkt und die Lunge ausdehnt, schwillt natürlich der Bauch an. Umgekehrt senkt sich die Bauchdecke, wenn sich beim Ausatmen das Zwerchfell hebt. Bei einer Atmung, die nur die Lungenspitzen einbezieht, merkt man davon nichts. Wenn man darauf achtet, mit der Lungenbasis beziehungsweise dem Bauch zu atmen, dann bewegt sich das Zwerchfell von selbst auf und ab.

Wenn man versucht, möglichst viel Luft in die Lungen aufzunehmen, senkt sich natürlich das Zwerchfell. Wenn man in diesem Zustand das Zwerchfell noch weiter senkt, weitet sich die Lunge noch mehr, und die Luft kann noch besser in die Lunge strömen. Ich habe an früherer Stelle bereits erklärt, dass man aus diesem Grund in einen einzelnen Lungenflügel noch mehr Luft aufnehmen kann als die bei normaler Atmung mögliche Menge von 3 l.

Es kommt also beim Atmen darauf an, das Zwerchfell bewusst zu senken, um so die Lungenkapazität zu vergrößern. Das Zwerchfell ist demnach nicht einfach eine Membran, welche die Lunge zu tragen und mechanische Funktionen zu erfüllen hat. Das wird auch klar, wenn man berücksichtigt, dass der zwischen Herz und Lunge verlaufende Zwerchfellnerv *(nervus phrenicus)* durch das Zwerchfell verläuft – ein Beleg dafür, dass das Zwerchfell für den menschlichen Körper noch einen weiteren wichtigen Zweck hat. Meiner Meinung nach besteht dieser darin, dafür zu sorgen, dass der Körper mit möglichst viel Sauerstoff versorgt wird.

Die Kraft im tanden *konzentrieren*

Die Frage lautet, wie man es am besten anstellt, das Zwerchfell zu senken. In Japan kennen alle den Ausdruck *seika-tanden* (wörtlich: Zinnoberfeld; in der fernöstlichen Medizin und Kampfkunst das wichtigste Energiezentrum des Menschen im Unterbauch; Anm. d. Übers.). Zur Zeit meiner Geburt und meiner Kindheit in der Meiji-, Taishô- und frühen Shôwa-Zeit (etwa 1870–1940) war das ein gebräuchliches Wort, und als Japaner war sich jeder seines *seika-tanden* bewusst. So war es früher üblicher, zu sagen, dass man die Kraft im *seika-tanden* sammelte, statt *kiai* zu sammeln« (*kiai* bedeutet wörtlich »Sammlung/Konzentration *(ai)* von Luft/Energie *(ki)*, die zum Beispiel in der Kampfkunst als Kampfschrei eingesetzt werden kann). Dahinter steht eine Ausdrucks- und Denkweise, die den modernen Japanern ziemlich fremd geworden ist. Vielleicht ist das auch einer der Hauptgründe dafür, dass die modernen

Menschen anfälliger für Stress und Krankheiten geworden sind.

Ein weiterer Grund besteht darin, dass die Zellen nicht genug Sauerstoff haben. Um alle Zellen im Körper ausreichend zu versorgen, ist es wichtig, sich auf das *seika-tanden* zu konzentrieren. Ich kann behaupten, dass dies bei der Methode der Fall ist. Die vier Schriftzeichen in dem Ausdruck *sei-ka-tan-den* bedeuten wörtlich, dass es sich dabei um eine Stelle im Unterbauch handelt, die etwa 7 cm unterhalb des Nabels liegt. Im alten China glaubte man, dass sich Gesundheit und Energie steigern ließen, wenn man seine Kräfte an dieser Stelle sammelte. In den daoistischen Praktiken der »Goldenen Perle« im alten China ging man davon aus, dass sich im *tanden* die »Goldene Perle« (oder das »Elixier der Unsterblichkeit«) bildete.

Ich habe bereits erwähnt, dass der Einsatz des Zwerchfells ein besonderes Merkmal der Methode ist. Natürlich gelangt die Atemluft nicht bis ins *seika-tanden*, denn es liegt ja außerhalb der Lunge. Der entscheidende Punkt ist aber, so kräftig einzuatmen, als wollte man den Atem bis ins *tanden* hinabdrücken. Wenn man mit dieser Vorstellung atmet, merkt man, dass sich das Zwerchfell von selbst senkt. In einem Zustand, in dem man seine Energie *(kiai)* im Unterbauch sammelt, beziehungsweise das *seika-tanden* mit Kraft füllt, gelangt mehr Luft in die Lunge. Bei den bisherigen Techniken der Bauchatmung heißt es zwar ständig »Der Bauch, der Bauch!«, weil man dabei aber die Lungenspitzen weitet, füllt sich die Lunge schnell, und damit bleibt in ihr kein Raum für weitere Luft. Der Grund dafür ist ganz einfach: Weil der obere Teil der Lunge auf allen vier Seiten von Rippen umgeben ist, hat die Lunge keinen Platz, um sich auszudehnen. Das ist leicht zu verstehen, wenn man bedenkt, dass es sich um eine Art von Atmung handelt, bei der man durch den Mund einatmet und die Schultern anhebt. Allerdings hat man in Japan seit der Meiji-Zeit (1868–1912) sowohl in Schulen als auch beim Militär über hundert Jahre lang ständig diese Art der Lungenspitzen-Atmung propagiert.

Im Gegensatz dazu lenkt man bei der Methode von Anfang an den Atem nicht in die Lungenspitzen, sondern zur Lungenbasis. Das ist das wichtigste Kennzeichen der Methode. Bis zur Lungenbasis einzuatmen und die Lunge weit auszudehnen, ist ein natürliches Prinzip.

Als Nächstes drückt man die zur Lungenbasis eingeatmete Luft energisch hinab ins *tanden*. Das ist das zweite Kennzeichen der Methode. Natürlich kommt keine Luft ins *tanden*, aber man stellt es sich vor. Durch Erhöhung des Drucks und kraftvolle Anspannung im Unterbauch kann die Lunge noch mehr Luft aufnehmen. Das Zwerchfell senkt sich weiter, und das Lungenvolumen vergrößert sich zusätzlich.

Der in den japanischen Kampfkünsten häufig benutzte Ausdruck »*hara ga suwaru*« (»Der Bauch ist fest.«) bezieht sich auf diesen Zustand, in dem die Aufmerksamkeit auf das *seika-tanden* gerichtet, im Unterbauch Kraft gesammelt

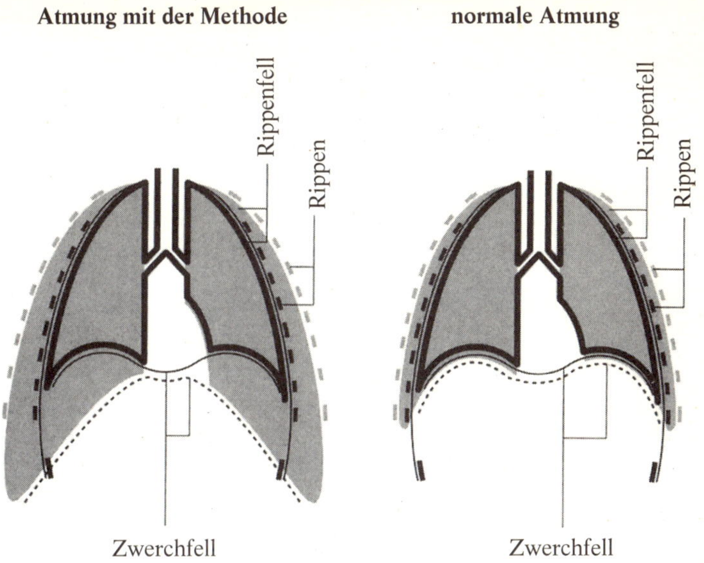

Abb. 9: Veränderungen in Lunge und Zwerchfell bei der Atmung
Die Lunge bei normaler Atmung (rechts) und bei der Atmung mit der Methode: Auf der Abbildung ist gut zu erkennen, dass bei der Atmung mit der Methode das Zwerchfell gesenkt und die Lungenbasis weit gedehnt ist. In der Mitte senkt sich das Zwerchfell aber kaum, denn dort befindet sich das Herz.

und die Luft bis dort hinabgedrückt wird. Im Bauch fest zu sein, gilt besonders in der Kampfkunst als idealer und vorteilhafter Zustand. Und wenn man das nicht auf die Kampfkunst beschränkt, sondern in unsere alltägliche Atemweise integriert, trägt es dazu bei, alle Körperzellen mit reichlich Sauerstoff zu versorgen. Ein solcher Mensch wird dann nicht nur über große Körperkraft, sondern auch über entsprechende seelische und geistige Energien verfügen.

Bauchatmung dehnt den Darm

Wenn man beständig Bauchatmung mit Konzentration auf das *seika-tanden* nach der Methode praktiziert, verstärkt sich zunächst die Lungenaktivität bis zu ihrer wahren Kapazität. Unter den bisherigen Techniken der Bauchatmung gibt es so gut wie keine, welche die volle Lungenkapazität ausnützt. Außerdem werden durch die Methode nicht einfach nur mehr Sauerstoff, sondern auch die verschiedenen Nährstoffe besser zu den Zellen transportiert. Das soll im Folgenden genauer erklärt werden.

Im Bauch des Menschen befindet sich der Darm mit einer Gesamtlänge von etwa 6 m. Mit seinen Falten und Schlingen füllt er den gesamten Bauchraum aus. Der Darm ist in ganzer Länge von zahlreichen Blutgefäßen umgeben, in denen eine große Menge Blut gesammelt ist. Auf Grund dieser anatomischen Struktur kommt es im Darmbereich oft zu Störungen des Blutkreislaufs und zu Stauungen. Es besteht also eine Tendenz zur Kongestion; das heißt, das stagnierende Blut sammelt sich in der Umgebung des Darms.

Was passiert, wenn man den Darm stimuliert, indem man die bis zur Lungenbasis eingeatmete Luft zum *tanden* hinabdrückt? Das geschieht bei der Methode dadurch, dass man Kraft im Unterbauch sammelt und den dortigen Druck erhöht. Dieser erhöhte Druck im Bauchraum bewirkt, dass stagnierendes Blut kraftvoll in den ganzen Körper gepumpt wird.

Das Blut transportiert nicht allein Sauerstoff zu den Körperzellen, obwohl der natürlich am wichtigsten ist, sondern die Zellen brauchen auch noch verschiedene andere Nährstoffe. Man kann wohl sagen, dass die Umgebung des Darms eine Schatzkammer für die von den Zellen benötigten Nährstoffe ist. Denn die mit der Nahrung über den Mund aufgenommenen Nährstoffe sind hier konzentriert. Dazu gehören unter anderem Aminosäuren, Kohlehydrate, Vitamine und Spurenelemente. Sie alle werden von den Blutgefäßen in der Umgebung des Darms aufgenommen und zu den Zellen im ganzen Körper transportiert. Deshalb ist es so wichtig, dass das Blut gut fließen kann.

Um das zu erreichen, gibt es keinen anderen Weg, als den Druck im Bauch zu erhöhen. Bauchatmung, besonders die Methode, bei der Kraft im *tanden* gesammelt wird, sorgt dafür, dass das stagnierende, zähflüssige Blut besser zu fließen beginnt. Ferner werden die gerade im Darm verdauten, frischen Nährstoffe im Blut zu allen Zellen transportiert. Und wenn der ganze Körper zusammen mit Sauerstoff und frischen Nährstoffen versorgt wird, wird er automatisch immer gesünder.

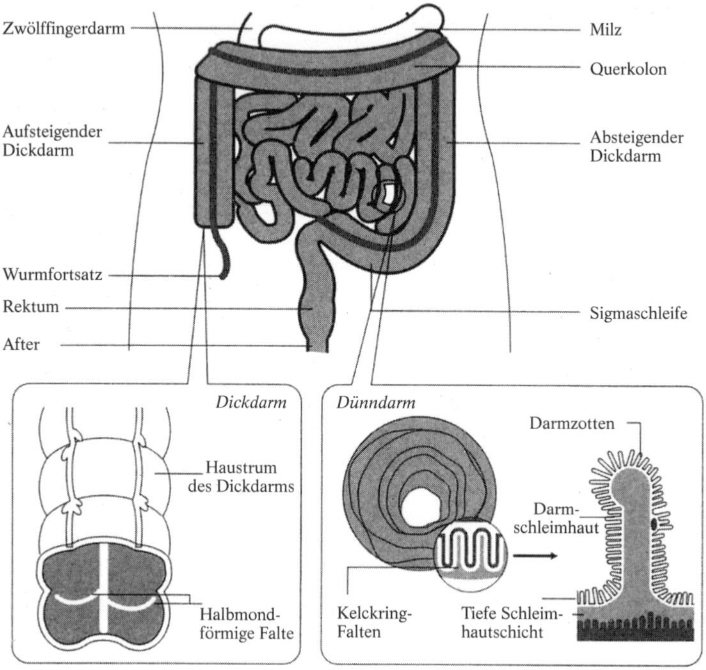

Abb. 10: Schematische Darstellung von Dünndarm und Dickdarm
Der menschliche Darm ist in den sich an den Magen anschließenden Dünndarm und den folgenden Dickdarm unterteilt. Der Weg der Nahrung durch den Körper verläuft über Speiseröhre, Magen, Dünndarm (Zwölffingerdarm, Leerdarm und Krummdarm), Dickdarm (Blinddarm, aufsteigender Dickdarm, Querkolon, absteigender Dickdarm und Sigmaschleife) und Mastdarm zum After. Auf diesem Weg werden Nährstoffe verdaut und resorbiert. Der bis zu sechs Meter lange Dünndarm liegt in engen, ordentlichen Falten und Schlingen, und schon allein diese Struktur bringt es mit sich, dass es zu Kongestionen kommt.

Aftermuskel und Energiezentren

Bei der Methode wiederholt man im Prinzip die folgenden Atemphasen: Beim Einatmen holt man Luft durch die Nase und füllt die Lunge bis zur Lungenbasis; beim Anhalten wird die aufgenommene Luft ins *tanden* gedrückt; beim Ausatmen strömt die Luft ruhig durch die Nase aus; und daran schließt sich mit dem kleinen Atem die normale Atmung an. Die normale Atmung, die nach Abschluss aller Atemphasen wiederholt wird, nennen wir stilles Atmen. Die Praxis der Methode werde ich am Ende dieses Buches ausführlich erklären, während ich mich hier auf die grundlegenden und wichtigsten Punkte beschränken will.

Unter den vielen Fragen, die mir zur Methode gestellt werden, höre ich immer wieder: »Warum atmen wir durch die Nase ein?« Bei fast allen Techniken der Bauchatmung sowie bei Disziplinen wie Taijiquan und Yoga wird durch die Nase geatmet. Auch bei der Methode und besonders beim Einatmen und Ausatmen legen wir großen Wert darauf, ruhig durch die Nase zu atmen. Das ist keineswegs ein Zufall oder ein spontaner Einfall von mir. Schließlich ist die Nase in erster Linie zum Atmen gemacht. Zwar kann man auch den Mund zum Atmen benutzen, aber sein Hauptzweck ist doch eher die Nahrungs- und Flüssigkeitsaufnahme. Was die Atmung angeht, so ist sie für den Mund eine Sekundärfunktion.

Zuerst einmal schützt die Nase durch die Nasenhaare vor

Staub und Schmutz, der mit der Atemluft in den Körper gelangen könnte. Diese Funktion der Nase wird dadurch unterstützt, dass der Staub leicht auf der Nasenschleimhaut haften bleibt. Natürlich befindet sich im Mundraum ebenfalls eine Schleimhaut. Dass der Staub hier nicht so gut haftet, liegt daran, dass die Mundschleimhaut schnell austrocknet. Dazu kommt, dass die durch den Mund aufgenommene Luft sich schnell erwärmt, während die Atemluft in der Nase die optimale Temperatur und Feuchtigkeit erreicht. Bei bestimmten Beschwerden oder bei extremen sportlichen Leistungen kann es zwar vorkommen, dass man durch den Mund atmen muss. Ansonsten sollte es ganz selbstverständlich sein, ruhig durch die Nase zu atmen.

Wie wichtig es ist, den bis zur Lungenbasis aufgenommenen Atem ins *tanden* hinabzupressen, sollte aus dem bisher Gesagten klar geworden sein. Wenn die Luft ins *seika-tanden* hinabgedrückt wird und der Druck im Unterbauch steigt, führt das unweigerlich dazu, dass der After sich fest schließt. Außerdem sollten Sie das ganz bewusst unterstützen.

In den altindischen mystischen Yoga-Schriften gibt es den Begriff der Chakras, der die Zentren der Lebensenergie bezeichnet. Es gibt insgesamt sieben Hauptchakras, die entlang der Wirbelsäule liegen und zu denen auch das *tanden* gehört. Im Hatha-Yoga benutzt man eine Atemtechnik, bei welcher der als Lebensenergie aufgefasste Atem *(prana)* angehalten wird und den ganzen Körper füllt. Dahinter steht die Vorstellung, dass man durch die Aktivierung der Chakras letztlich mit dem Gott Shiva, dem Grundprinzip des Universums, eins werden und so Befreiung erlangen kann.

Wenn man den After ganz bewusst fest verschließt, sammelt sich automatisch Kraft im untersten Chakra, dem Akupunkturzentrum *huiyin* im Perineum, am tiefsten Punkt des Rumpfs zwischen After und Genitalien. Kraft in diesem Zentrum zu sammeln, ist tatsächlich eine Technik zur Aktivierung dieses Chakras. Das ist in zahlreichen klassischen indischen und chinesischen Schriften überliefert.

Natürlich lässt sich das naturwissenschaftlich nicht beweisen. Auf jeden Fall ist es aber gut für die Gesundheit, Kraft im untersten Chakra zu sammeln. Denn dieses Zentrum ist ein Ort, der in der Körpermitte liegt, und in den sich die Energie nicht so einfach lenken lässt. Außerdem endet dort der Verdauungskanal im After, und der Enddarm geht in die Haut über. In der dortigen Schleimhaut befinden sich auch die meisten Venen. Wenn dort das Blut nicht gut fließt, kommt es zur Stagnation und zu gesundheitlichen Störungen.

In unserer Zeit neigen viele Menschen zu Hämorrhoiden, was sicher mit den Lebensgewohnheiten zusammenhängt. Es dürfte auch damit zu tun haben, dass wir diesen Dingen nicht genügend Aufmerksamkeit schenken. Wenn wir dagegen auf diesen Körperbereich achten, beugen wir damit Beschwerden wie Hämorrhoiden, Aftervorfall, After- und

Enddarmkrebs vor. Wenn man, wie im Yoga betont wird, die Chakras aktiviert, indem man auf gezielte Weise Energie im Bereich des ersten Chakras sammelt, hat das noch bessere Wirkungen.

Atemtechnik und gute Haltung

Ich lebe seit meiner Studentenzeit mit einer Trümmerfraktur des dritten Lendenwirbels, die ich mir bei einem Sturz vom Pferd zugezogen habe. Deshalb beschloss ich, mich mit diesem krummen Kreuz anzufreunden, und bemühte mich, meine Wirbelsäule immer gerade zu halten. Eine gute Körperhaltung ist von großer Bedeutung für die Atmung. Tatsächlich gibt es zahlreiche Atemtechniken und Gesundheitsmethoden, bei denen streng auf die Haltung geachtet wird.

In Wirklichkeit ist es aber so, dass es den Leuten schwer fällt, eine gute Haltung einzunehmen, auch wenn man sie auffordert, sie zu korrigieren. Es ist leicht zu begreifen, warum eine gute Haltung so wichtig ist. Vermutlich ist uns allen unbewusst klar, dass sich unser Mut und unser Kampfgeist melden, wenn wir den Rücken gerade aufrichten. Doch leider gehört eine lasche Haltung anscheinend zu den Merkmalen des modernen Menschen. Deshalb erscheint es notwendig, unser Verhalten in diesem Punkt zu ändern.

Natürlich wird auch bei der Methode die Bedeutung einer

guten Haltung betont. Wenn die Haltung korrekt ist, erhöht sich die Wirkung der Methode. Aber es handelt sich andererseits auch um eine Technik, bei der die Haltung von selbst gut wird.

Bei der Methode wird so viel Luft wie möglich in die Lunge eingeatmet. Um das zu erreichen, wird von Anfang an Luft bis zur Lungenbasis geleitet und dann weiter nach unten zum *tanden* gedrückt. Auch wenn man nicht besonders nachdrücklich auf die Haltung hinweist, wird die Wirbelsäule dabei von allein gerade. Das ist nichts Schwieriges, sondern ganz selbstverständlich, denn der menschliche Körper ist so konstruiert.

Auch wenn man von einer geraden Wirbelsäule spricht, so bildet sie doch keine gerade Linie wie ein Stock. Wenn man einen Vergleich mit der Architektur zieht, dann ist das Rückgrat des Menschen mit der Hauptsäule des traditionellen japanischen Hauses, der *Daikoku*-Säule (*Daikoku* ist der japanische Glücks- und Reisgott; Anm. d. Übers.), zu vergleichen. Sie ist leicht nach vorn und hinten gebogen, aber nicht nach links und rechts. Man kann sagen, dass bei einer schlechten Haltung die Wirbelsäule nach links und rechts gebogen ist.

Anatomisch gesehen besteht die Wirbelsäule von unten nach oben aus dem Steißbein, dem Kreuzbein, der Lendenwirbelsäule, der Brustwirbelsäule und der Halswirbelsäule. Was wir als Wirbelsäule bezeichnen, baut sich aus den einzelnen Wirbelknochen auf. So liegen zum Beispiel in der

Lendenwirbelsäule fünf wie Mörser geformte Lendenwirbelknochen übereinander. Bei mir ist der dritte dieser Wirbel durch eine Trümmerfraktur beschädigt. Bei einem Menschen mit einem solchen Handikap wäre es nicht verwunderlich, wenn der ganze Unterleib gelähmt wäre, und zwar aus dem folgenden Grund: Aus den Zwischenräumen zwischen den Wirbeln treten links und rechts Nervenstränge aus, die von Muskeln bis Organen den gesamten Körper beeinflussen. So wie es negative Auswirkungen auf das ganze Haus hat, wenn die Hauptsäule verbogen ist, so führt eine schlechte Haltung dazu, dass die Nerven gequetscht werden. Das kann zur Ursache für Störungen in allen möglichen Körperzonen werden. Jene von solchen gequetschten Nerven kontrollierten Körperstellen sind anfälliger für Krankheiten. Das ist auch der Grund dafür, dass bei mir das Risiko einer Lähmung des Unterleibs bestand. Da ich es mit einer Trümmerfraktur im Lendenbereich zu tun hatte, musste ich besonders darauf achten, den Rücken gerade zu halten, damit kein Druck auf die Nerven entstehen konnte.

Wahrscheinlich braucht jemand, der nicht unter einer solchen Behinderung zu leiden hat, nicht so sehr auf die Haltung zu achten, sondern kann das der Natur überlassen, und natürlich ist das eine Haltung, bei der man möglichst viel Luft aufnehmen kann.

Die Körperhaltung hat nicht nur einen großen Einfluss auf die Gesundheit, sondern auf die gesamte Lebensweise des Menschen. Vor kurzem habe ich in der Zeitung das schockierende Ergebnis einer Umfrage gelesen: Sechzig Prozent der (japanischen) Mittelschüler blickt nicht hoffnungsvoll in die Zukunft. Das mag an der chaotischen gesellschaftlichen Umgebung und an der ungewissen zukünftigen Entwicklung liegen. Es besteht sicher eine Beziehung zwischen der Hoffnungslosigkeit der modernen jungen Leute und der Tatsache, dass ihre Haltung so schlecht ist. Wenn man richtig atmet, wird die Haltung ganz von selbst gut. Und eine gute, richtige Haltung bewirkt, dass sich die Einstellung des Menschen zum Positiven wandelt. Ich bin fest davon überzeugt, dass eine positive Haltung das ursprüngliche Wesen des Menschen ist. Obwohl ich dieses große Problem in meinem Rücken mit mir herumtrage, lebe ich auch heute noch mit einer solchen positiven Einstellung – eine Tatsache, die ich ohne die Methode nicht erklären könnte.

Die Methode des rechten Denkens und Atmens

In diesem Abschnitt möchte ich genauer erklären, was die Methode des rechten Denkens und Atmens bedeutet. Die Praxis der Methode sowie wichtige Hinweise finden Sie im Anhang dieses Buches. Hier möchte ich vor allem die wichtigsten Punkte und die grundlegenden Ideen zusammenfassen.

Wie der Name sagt, besteht die Methode des rechten Denkens und Atmens aus zwei Teilen: dem rechten Denken und dem rechten beziehungsweise geregelten Atmen. Rechtes Atmen bezieht sich auf eine Atemtechnik der tiefen Bauchatmung. Ihren Mechanismus und ihre Wirkungen habe ich bereits ausführlich erklärt. Das für die Augen sichtbare rechte Atmen bildet sozusagen die Vorderseite der Methode.

Dagegen handelt es sich beim rechten Denken, über das ich nun sprechen will, um etwas, das mit unseren Sinnen nicht zu fassen ist. Im Vergleich zum Atmen ist das Denken sozusagen die Rückseite; Vorder- und Rückseite zusammen bilden die Methode des rechten Denkens und Atmens.

Zusammenfassend lässt sich sagen, dass es beim rechten Denken um den richtigen Einsatz des Geistes und die rechte Geisteshaltung im Leben geht. Gesundheit bedeutet nicht allein, in einem guten körperlichen Zustand zu sein. Zu guter Gesundheit gehört auch eine entsprechende Geistesverfassung.

Es gibt zahllose Methoden für den Einsatz des rechten Denkens. Bei der *Methode* sollten im Wesentlichen die folgenden drei Geisteshaltungen praktiziert werden:

1. Denken Sie in allen Dingen positiv
2. Vergessen Sie die Dankbarkeit nicht
3. Lassen Sie das Jammern sein

Das soll nun konkret erläutert werden: In allen Dingen positiv und konstruktiv zu denken und den Blick stets nach vorn zu richten, entspricht dem heute in der ganzen Welt propagierten positiven Denken. Mit einer solchen Einstellung werden Sie ganz bestimmt aktiv durchs Leben gehen.

Als Nächstes kommt die Dankbarkeit – da sollten Sie sich einmal in Ihrer Umgebung umschauen. Dann werden Sie erkennen, wie viel Anlass zur Dankbarkeit es in Ihrem Umfeld gibt. Ist es nicht etwas Wunderbares, dass Sie jetzt alle dieses von mir verfasste Buch lesen können? Das ist wirklich ein Grund zur Dankbarkeit, denn noch vor einem Jahr hätte ich mir unmöglich vorstellen können, mit Ihnen auf diese Weise in Kontakt zu treten. Vor einem Jahr lag mir nichts ferner, als ein solches Buch zu schreiben, und es hatte mich auch niemand gebeten, das zu tun. Doch durch eine wunderbare Schicksalsfügung kommuniziere ich jetzt auf dem Papier mit Ihnen. Wenn Sie nicht irgendwann in die Buchhandlung gegangen wären, wenn Sie dieses Buch nicht in die Hand genommen hätten und vor allem, wenn ich nicht gesund wäre … Unsere Begegnung ist ein gutes Beispiel für eine wunderbare Schicksalsfügung. Es ist eine Begegnung, die ich bis vor einem Jahr nicht für möglich gehalten hätte. Für mich ist das wirklich ein Grund zur Dankbarkeit. Wenn ein solches Gefühl der Dankbarkeit zur Gewohnheit wird, dann kann man für jede noch so kleine Sache dankbar sein. Das ist wunderbar, weil dann nämlich nacheinander viele Dinge geschehen werden, für die wir Dank sagen können.

Was den dritten Punkt, das Jammern, angeht, so gibt es keine einzige Sache, über die es sich zu jammern lohnt.

Jammernde Menschen machen weitere schlechte Erfahrungen, die ihnen wieder neue Gründe zum Jammern geben werden.

So wie es im Universum und im menschlichen Körper nichts Überflüssiges gibt, so gibt es auch im Leben nichts Überflüssiges. Wenn man unangenehme und beunruhigende Tatsachen oder auch Krankheit und Verletzung gründlich und ruhig betrachtet, so liegt bestimmt etwas Gutes darin verborgen. Das geht in meinem Fall zum Beispiel aber nicht so weit, dass man es als Glück bezeichnen könnte, dass ich mit so schwacher Gesundheit geboren wurde. Aber es war für mich dennoch etwas Gutes damit verbunden. Wenn ich mit normaler Gesundheit geboren worden wäre, dann hätte ich wie fast alle meine Altersgenossen diese Welt sicher schon verlassen.

Ein japanisches Sprichwort lautet: »Glück kommt in ein lachendes Haus.« Ich halte das für einen weisen Spruch. Jeder Wissenschaftler dürfte zugeben, dass alle Dinge den Prinzipien des Universums folgen. Das menschliche Herz macht da keine Ausnahme. Jedes Herz hat seine besonderen Schwingungen. Es gilt die Regel, dass im menschlichen Körper und in seiner Umgebung solche Dinge geschehen, die mit jenen Schwingungen übereinstimmen. Ein ständig jammernder Mensch wird also diejenigen Erfahrungen machen, die ihm weiteren Anlass zum Jammern geben.

Diese Schwingungen lassen sich allerdings ändern. Dies kann durch rechtes Denken, das heißt, durch die bisher beschriebene geistige Einstellung, bewirkt werden. Doch wenn man einen Menschen, der seinen Blick nicht nach vorn richten kann, nachdrücklich auf die Bedeutung des positiven Denkens hinweist, dann ist das so, als wollte man einem klapprigen Gaul die Peitsche geben. Es ist sinnlos, ein Pferd, das nichts als Fressen im Kopf hat, mit noch so wunderbaren Worten zu ermahnen.

Was die Methode angeht, so ist sie in der Tat die Einheit von rechtem Denken und Atmen. Es geht um das Bewusstsein, positiv zu denken, dankbar zu sein und nicht zu jammern. Gleichzeitig sollten Sie sich bemühen, so tief zu atmen, dass reichlich Sauerstoff zu den Zellen transportiert wird. Dann werden Sie durch die kombinierte Wirkung dieser beiden Faktoren wahre Gesundheit erlangen.

Sonnenstrahlen mit der Lupe bündeln

Bei der Methode legen wir die Hände in einer speziellen Form, der »Mudra der Glocke«, zusammen. Ich habe von meinem fünfundvierzigsten Lebensjahr an acht Jahre lang verschiedene Lehren von einem alten Eremiten namens Ôminesan, einem Wesen aus einer höheren geistigen Dimension, empfangen. Damals zeigte er mir diese Mudra, und ich habe sie später in die Methode integriert. Leider gibt es dafür keine theoretische Erklärung, aber man kann etwa das Folgende dazu bemerken.

Stellen Sie sich einmal vor, wie das von der Sonne herabstrahlende Licht und ihre Wärme allen Segen für die ganze Erde mit sich bringen. Deshalb empfangen wir die Energie der Sonne, ohne uns zu fürchten. Doch nun wollen wir eine Lupe nehmen und mit Hilfe ihrer Linse das Licht und die Wärme der Sonne in einem Punkt bündeln. Papier brennt keineswegs, auch wenn man es stundenlang in die brennend heiße Sonne legt. Aber mittels einer kleinen Lupe ist es möglich, das Papier mit der Kraft des Sonnenlichts in wenigen Minuten in Asche zu verwandeln. Dabei ist es aber nicht das Licht der Sonne allein, die das Papier verbrennt. Je nach dabei benutztem Gerät lässt sich aus Sonnenlicht heißes Wasser machen, oder es lässt sich als Energie in Batterien speichern. Kurzum, aus Sonnenlicht und -wärme, die wir unbewusst genießen, lässt sich allein mit Hilfe einer Linse eine immense Kraft freisetzen. Und so wie das für die Augen unsichtbare Licht und die Energie der Sonne existiert im Universum eine grenzenlose Kraft. Es gibt nur wenige Wissenschaftler, die diese Hypothese akzeptieren. Zu ihnen gehörte auch Albert Einstein, der einmal Folgendes gesagt hat: »Es ist unmöglich, dass die Wissenschaft alle Phänomene im Universum erklärt.« Die Existenz dieser Kraft war für ihn nicht anders zu erklären als durch die Existenz und den Willen Gottes.

Ich selbst habe diese Macht die grenzenlose Kraft des Universums genannt. Unabhängig davon, ob die Wissenschaft sie nachweisen kann oder nicht, muss man die Existenz dieser Kraft anerkennen. Ohne sie vorauszusetzen, kann man vieles nicht erklären: zum Beispiel die Bahn der Erde im Weltraum, ihre regelmäßige Rotation um die eigene Achse und die Sonne, das Wirken der Gravitation oder Leben und Tod des Menschen.

Doch zurück zur Mudra der Glocke.

Rufen Sie sich wieder die Beziehung zwischen Sonne und Lupe in Erinnerung. Ersetzen Sie hier die grenzenlose Kraft des Universums durch das Licht und die Wärme der Sonne und die Mudra der Glocke durch die Lupe. Das bereits vorgestellte rechte Denken und die später noch zu erläuternden Methoden der Imagination, Introspektion und Affirmation können Sie sozusagen als Lupe betrachten. Anders gesagt, das Hilfsmittel, mit dem Sie die im Universum vorhandene grenzenlose Kraft effizient sammeln, ist die Mudra der Glocke.

Nach Aussage mancher Wissenschaftler soll es in diesem Universum die unvorstellbare Zahl von zehn Trilliarden (10^{22}) Himmelskörpern geben. Was diese Himmelskörper auf geordneten Bahnen bewegt, ist die grenzenlose Kraft des Universums. Wenn es uns gelingt, auch nur einen winzigen Teil dieser Kraft in unserem Körper zu sammeln, wird es ganz einfach, Krankheiten zu überwinden oder gesund zu leben.

Bei der Kraft großer Gesundheit geht es darum, die Funktionalität und die Widerstandskraft der Zellen durch gute

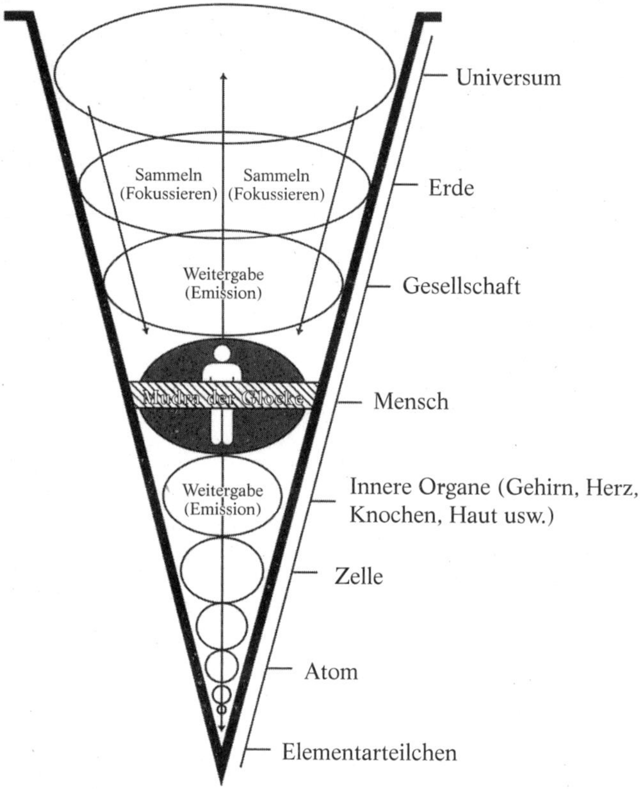

Abb. 11: Kraft des Universums und Mudra der Glocke
Wenn man sowohl das Universum als auch den Menschen vollständig analysiert, so ergibt sich, dass sie aus Atomen (und diese wiederum aus den kleinsten Bausteinen der Materie, den Elementarteilchen) bestehen. Wir können davon ausgehen, dass es die Mudra der Glocke ist, welche die Energie der Atome sammelt, sie bündelt und zu allen Zellen hin ausstrahlt. Sie ist vergleichbar mit einer Lupe, welche die Sonnenenergie in einem Punkt sammelt.

Versorgung mit Sauerstoff zu stärken. Nach meiner Meinung kommt dazu noch die Wirkung der grenzenlosen Kraft des Universums. Ausgehend von dieser Vorstellung ist zum ersten Mal eine Erklärung möglich, warum ich meine Altersbeschwerden wie Prostatahypertrophie und grauen Star ohne Operation überwinden konnte und mich bis heute einer guten Gesundheit erfreue.

Was die praktische Ausführung der Mudra der Glocke angeht, so legen Sie die beiden Handflächen so zusammen, als wollten sie einen kleinen Gummiball umfassen. So bilden sie eine Form, in der sich in der Mitte des von den Händen gebildeten Hohlraums Energie sammelt. Dabei ist es wichtig, dass Ihre aktive »gute« Hand oben liegt. Die auf der Seite der guten Hand gesammelte Energie gibt man nach außen ab, während man mit der anderen Hand Energie für sich selbst empfängt. Das nenne ich »innen sammeln, außen schenken«. Das heißt, dass wir zuerst Energie an die anderen weitergeben und lediglich die restliche Energie für uns selbst beanspruchen.

Ein Glück, das allein für uns selbst reserviert ist, ist kein wahres Glück. Vermutlich gibt es Leute, welche die grenzenlose Kraft des Universums leugnen. Trotzdem sollten solche Skeptiker sich bemühen, mit der Einstellung »innen sammeln, außen schenken« tief zu atmen. Das führt dazu, dass der Geist sich beruhigt und ein angenehmes Gefühl der Weite entsteht. Auch ohne sich tief schürfende Gedanken zu machen, lässt sich auf diese Weise rechtes Denken verwirklichen – also positives Denken, Dankbarkeit und Verzicht auf Gejammer.

Imagination, Introspektion und Affirmation

Abschließend möchte ich auf die geistige Seite der Methode des rechten Denkens und Atmens zu sprechen kommen: Imagination, Introspektion und Affirmation. Dass ich gegenwärtig ein vollkommen zufriedenes Leben führen kann, in dem es nichts zu bereuen gibt und ich sogar zusätzlich noch »Trinkgeld« erhalte, verdanke ich diesen drei Kräften.

Bei der Imagination geht es um Geist und Seele. Man könnte auch feste Überzeugung oder seelische Kraft sagen. Natürlich haben der Glauben oder die Geisteskraft des Menschen eine ungeheure Macht. Das haben Sie im Lauf Ihres eigenen Lebens sicher schon erfahren. Typische Beispiele dafür sind Phänomene wie das Freisetzen ungewöhnlicher Energien in höchster Not. Die Auffassung geistiger Kraft unterscheidet sich, je nachdem, ob man sie als Wunder oder als ursprüngliche Gabe des Menschen betrachtet.

Ich habe bereits darauf hingewiesen, dass bei der gewöhnlichen Atmung die Kapazität der Zellen, vor allem die der Gehirnzellen, nur zu dreißig Prozent genutzt wird. Das heißt, dass wir die volle Kapazität von hundert Prozent gar nicht kennen. Natürlich betrifft diese Situation nicht nur die Gehirnzellen, sondern auch die geistigen Kräfte insgesamt.

Im Gegensatz zu den Zellen befindet sich der Geist vielleicht in einem Zustand, der so etwas wie ein Maximum von hundert Prozent nicht kennt. In anderen Worten, er ist grenzenlos. Deshalb kann ein schwächlicher Mann im Extremfall ein Klavier allein aus einem brennenden Haus tragen. Die meisten Menschen lernen in ihrem Alltagsleben die Macht der Imagination und des Geistes nicht kennen. Bei der Methode habe ich diese Kraft in die Atemtechnik integriert.

Introspektion bedeutet, einfach gesagt, sich ein geistiges Bild auszumalen. Was soll man dabei visualisieren? Es ist das eigene Bild, die Gestalt, die man selbst haben möchte, oder der Zustand, den man anstrebt. Eine Person, deren Fuß verletzt ist, malt sich zum Beispiel vor ihrem geistigen Auge aus, wie sie selbst kraftvoll ausschreitet. Jemand, der früher als Hobby Golf gespielt hatte, kann sich vorstellen, wie er ganz gesund über den Golfkurs geht. Jemand, der unter Beschwerden an einem inneren Organ leidet, malt sich vor seinem geistigen Auge aus, dass dieses Organ vollkommen rein und heil wurde und er gerade eine köstliche Mahlzeit genießt. Durch die Introspektion wird die Kraft der Imagination in Ihrem Geist verstärkt, und Sie kommen der Verwirklichung Ihrer Träume einen Schritt näher.

Bei dem im eigenen Geist vorgestellten Zustand und dem im Geist ausgemalten Bild formuliert man aber weder Bitten noch Hoffnungen, wie etwa »Ich wünsche, dass meine Krankheit geheilt werde« oder »Es wäre schön, wenn meine Krankheit heilte«. Man benutzt ein sehr viel stärkeres Bild:

»Meine Krankheit ist geheilt, meine Krankheit ist geheilt!« Das heißt, man bekräftigt seine Vorstellung, und dann wirken Imagination und Geisteskräfte umso stärker.

Auch die Kraft der Affirmation habe ich in die Methode integriert. So konnte ich verschiedene Krankheiten überwinden, ohne operiert werden zu müssen. Diese Krankheiten wurden jedoch nicht von außen geheilt; ich selbst habe sie geheilt. Im Alter von über sechzig bin ich kräftiger geworden und mit über neunzig habe ich mich weiter verjüngt.

Aus medizinischer Sicht ist so etwas unmöglich. Aber es kommt nicht darauf an, so etwas wissenschaftlich zu beweisen. Was zählt, ist die Tatsache, dass ich Krankheiten überwinden konnte, mich verjüngt habe und sogar bis zum heutigen Tag ganz gesund bin.

Bin ich also vielleicht ein besonderer Mensch, der mit einer besonders starken Vorstellungskraft begabt ist? Das kann nicht sein. So wie der Sauerstoff allen gleichermaßen zur Verfügung steht, ist die Kraft des Geistes uns allen gegeben. Zum gegenwärtigen Zeitpunkt besteht der Unterschied zwischen Ihnen und mir lediglich darin, dass ich die gewaltigen Wirkungen dieser Kraft und die Methoden zu ihrer Aktivierung kenne und Sie noch nicht.

Nun möchte ich ein paar konkrete Beispiele vorstellen. Die beiden folgenden wurden 1993 im Bildungsprogramm des staatlichen japanischen Fernsehens NHK gesendet. In den USA gibt es eine Gruppe von Leuten, welche die Behandlungsmethoden der modernen Medizin ablehnen und versuchen, Krebs allein mit den Kräften des Geistes zu heilen. Dabei geht es um eine äußerst wichtige Frage für solche Menschen, denen bereits mitgeteilt wurde, dass sie Krebs im Endstadium haben. Es ist allgemein bekannt, wie ernst die Nebenwirkungen der Chemotherapie sind. Es gibt sogar Krebspatienten, die selbst solche Therapien ablehnen, die lediglich das Leben verlängern sollen.

Dagegen besteht die Behandlung für die Mitglieder jener Gruppe allein in der Wiederholung der Formel: »Mein Krebs ist geheilt, mein Krebs ist geheilt!« Auf diese Weise sind tatsächlich schon Patienten gesundet.

Als Nächstes erwähne ich das Beispiel eines neunjährigen Jungen, dem man wegen eines Gehirntumors nur noch ein paar Monate zu leben gegeben hatte. Für eine Operation war es bei ihm schon zu spät. Diesem Jungen hat jemand folgenden Rat gegeben: »Junge, in deinem Kopf kämpfen die bösen Zellen gegen die guten Zellen. Hilf den guten Zellen, damit sie die schlechten fertig machen! Dann wirst du bestimmt gesund!« Vielleicht sollte das den Jungen lediglich beruhigen. Aber dieser Junge wiederholte jeden Tag ständig: »Gute Zellen, gewinnt; gute Zellen, gewinnt!« Und was ist passiert? Der Tumor im Kopf des Jungen ist vollständig verschwunden.

Noch ein anderes Beispiel aus einem Artikel der japanischen Zeitschrift *Golf Digest*: Bei einem Mann in den Achtzigern wurde Krebs diagnostiziert. Er war zufällig Arzt, und als Mediziner war ihm natürlich klar, dass er nicht mehr lange zu leben hatte. Er beschloss, eine Operation zu verweigern und so viel und so lange wie möglich sein geliebtes Golfspiel zu genießen. Er nahm sich vor, positiv zu denken und sich mit erfreulichen Dingen zu beschäftigen, und er war dankbar, Golf spielen zu können. Nach einem halben Jahr hatte sich die Zahl der Krebszellen in seinem Körper auf ein Achtel verringert. Als Arzt war er erstaunt über dieses Ergebnis, denn es widersprach den Erkenntnissen der Wissenschaft. Doch natürlich freute er sich, als er feststellen konnte, dass die Krebszellen vollständig aus seinem Körper verschwunden waren.

Auch in meiner persönlichen Umgebung sind zahlreiche Fälle dieser Art vorgekommen. Aber ich denke, dass es trotzdem noch viele Menschen gibt, die skeptisch bleiben und sich nicht überzeugen lassen. Deshalb habe ich hier glaubwürdige Berichte aus den Massenmedien vorgestellt.

Die Kraft des Geistes besitzt eine gewaltige Macht. Außerdem hat das rechte Denken, die richtige Geisteshaltung im Leben als Bestandteil meiner Atemtechnik, einen großen Einfluss auf die Gesundheit. Obige Beispiele sollten auf jeden Fall zum Nachdenken anregen.

Ich bin davon überzeugt, dass die Kraft des Geistes – ich nenne sie manchmal auch die Kraft des Herzens – einen Teil der grenzenlosen Kraft des Universums bildet. Wenn man krank wird, ist im eigenen Inneren die Kraft zur Heilung schon vorhanden, und diese Kraft ist grenzenlos.

Zusammenfassend möchte ich wiederholen, dass der Unterschied zwischen Ihnen und mir lediglich darin besteht, dass ich mir dieser Kräfte bewusst bin. So wie uns allen Sauerstoff zur Verfügung steht, so ist die Imagination, die Kraft des Geistes, eine Gabe, die wir alle besitzen. Wenn Sie auch nur einen winzigen Teil dieser grenzenlosen Kraft nutzen, wird es Ihnen leicht fallen, sowohl Krankheiten zu heilen, als auch sich mit über sechzig noch zu verjüngen.

Natürlich liegt es mir fern, generell den Wert der modernen Wissenschaft zu negieren oder den Nutzen medizinischer Behandlungen anzuzweifeln und abzulehnen. Als Arzt sind mir die guten Seiten der modernen Medizin bestens bekannt. Aber im menschlichen Körper sind gewaltige Kräfte angelegt, die man wissenschaftlich nicht fassen kann. In diesem kleinen physischen Körper breitet sich ein ganzes Universum aus. Die Methode des rechten Denkens und Atmens ist eine Technik, welche diese Kräfte zur vollen Entfaltung bringt und die große Gesundheit in uns weckt. Es ist eine Methode, mit der jeder Gesundheit und ein langes Leben erreichen kann.

IV. Positiv denken

Ich denke, also bin ich

»Der Mensch ist nur ein Schilfrohr, das schwächste der Natur; aber er ist ein denkendes Schilfrohr.« Diesen berühmten Satz hat Pascal in seinen 1662 postum veröffentlichten *Pensées* (»Gedanken«) hinterlassen. Blaise Pascal (1623–1662) war ein genialer Naturwissenschaftler, religiöser Denker und Philosoph. Auch wenn einem der Vergleich in diesem Satz nicht geläufig ist, ist der Mensch, der zu denken aufhört, wirklich nicht mehr als ein im Wind schwankendes, schwaches Schilfrohr.

Medizinisch gesehen ist das Gehirn im Körper verantwortlich für das Denken, die Empfindungen und die Befehle an den Körper. Als denkendes Schilfrohr sollten wir unsere Aufmerksamkeit auf das Gehirn richten. Kurz gesagt: Weil wir ein Gehirn haben, weil wir denken, sind wir Menschen. Unser Existenzgrund besteht darin, das Gehirn effektiv zu nutzen.

In jüngster Zeit ist die Gehirnforschung populär geworden. In den letzten Jahren wurde in zahlreichen Veröffentlichungen berichtet, dass die Forscher endlich die Rätsel des

Gehirns gelöst hätten, darunter zum Beispiel auch die inneren Sekretionen in den Gehirnzellen. Es ist jedoch eine Tatsache, dass die Wissenschaft auch heute nur wenig über das Gehirn weiß. Das ist eigentlich selbstverständlich, denn das Gehirn ist der Existenzgrund des Menschen, und in seinem Gebrauch liegt der Sinn des Lebens. Deshalb ist kaum zu erwarten, dass sich seine Geheimnisse einfach entschlüsseln lassen. Ich möchte an dieser Stelle wiederholen, dass der Mensch ein Universum im Kleinen ist. Alles über das Gehirn, das Fundament des menschlichen Daseins, zu wissen, wäre deshalb so vermessen wie die Behauptung, dass wir die Geburt des Universums verstünden. Auch wenn es alle möglichen Hypothesen gibt, hat der Mensch nicht die Mittel und Wege, die Geburt des Weltalls zu ergründen. Dies scheint zum gegenwärtigen Zeitpunkt und wahrscheinlich auch in Zukunft kaum möglich zu sein.

Auch wenn man noch so viel Aufhebens um die Entdeckung bestimmter innerer Sekrete im Gehirn macht, bedeutet das doch nicht mehr, als dass man aus einer riesigen Zahl derartiger Substanzen einige wenige entdeckt hat und es noch unendlich viele unentdeckte Sekrete gibt. Unabhängig von den Erkenntnissen der Wissenschaft wirken diese inneren Sekrete Tag für Tag in unserem Gehirn und erfüllen für uns Funktionen, die wir uns nicht einmal vorstellen können.

Das sollten wir bedenken, wenn wir behaupten, das Gehirn zu kennen. Vom Standpunkt des praktischen Arztes aus möchte ich in diesem Kapitel versuchen, über das Gehirn nachzudenken, das heißt, mit der Einstellung, die Tatsachen richtig zu sehen, das Gehirn zu betrachten.

Der Mensch besitzt einen Willen, und es besteht kein Zweifel, dass sein Wille von der Gehirntätigkeit abhängt. Ferner ist der Mensch das Lebewesen auf der Erde, das im Verhältnis zur Körpergröße mit dem größten und empfindlichsten Gehirn ausgestattet ist. Man kann sich also vorstellen, dass der Mensch mit irgendeiner Art von Willen geboren wurde. »Auf welche Weise ist die Menschheit entstanden?« »Warum wird der Mensch mit einem Willen geboren?« Bei der Suche nach Antworten auf diese Fragen kann man sich durchaus die Existenz Gottes oder eines Schöpfers vorstellen. Doch an dieser Stelle möchte ich mich auf die einfachere Frage nach dem Gehirn beschränken.

Tatsache ist, dass der Mensch hier und jetzt existiert, ausgestattet mit einem relativ großen und empfindlichen Gehirn. Und dieses Gehirn hängt eng zusammen mit dem menschlichen Willen und Wesen. Also geht es um die Frage, was der menschliche Wille ist. Auch hier will ich mich als praktischer Arzt darauf konzentrieren, die Tatsachen richtig zu sehen.

In meiner über fünfzigjährigen Tätigkeit in meiner Praxis in Tokio habe ich eine Menge kranker und leidender Menschen gesehen. Gemeinsam war ihnen allen der Wunsch, gesund zu werden und jeden Tag in Frieden und Glück zu leben. Das wird sicher auch der gemeinsame Wunsch aller

Leser dieses Buches sein. Auf jeden Fall bin ich in meinem über neunzigjährigen Leben keinem einzigen Menschen begegnet, dessen Wunsch es gewesen wäre, krank und unglücklich zu sein. Könnte man diesen Wunsch nicht gleichsetzen mit dem Willen des Menschen beziehungsweise der Funktion des Gehirns? Denn das Wesen des Gehirns scheint auch das Wesen des menschlichen Willens zu sein.

Der Wille wird natürlich stark beeinflusst durch das für den Menschen spezifische Gehirn und seine Funktionsweise. Das heißt, das menschliche Gehirn ist dazu da, dass der Mensch gesund und glücklich leben kann. Er hat das Gehirn nicht erhalten, um krank oder im Unglück zu leben. Aber im Widerspruch zu seinem eigentlichen Willen wird der Mensch krank und unglücklich, wenn sein Gehirn nicht richtig funktioniert. Nun wollen wir das Gehirn etwas genauer untersuchen.

Sieben Mal mehr Sauerstoff fürs Gehirn

Betrachten wir einmal das Gewicht des menschlichen Gehirns. Es beträgt beim durchschnittlichen Mann 1375 g, bei der durchschnittlichen Frau 1245 g. Im Vergleich zum Gesamtkörpergewicht sind das lediglich ein paar Prozent. Beim Säugling, bei dem der Anteil des Gehirns am Körpergewicht am höchsten ist, beträgt das Gewicht des Gehirns mit ungefähr 400 g etwa ein Zehntel des Gesamtgewichts.

Achtzig Prozent des Gehirns werden vom Großhirn eingenommen, das beim Erwachsenen aus vierzehn Milliarden Zellen besteht, während die Zahl der Körperzellen insgesamt sechzig Billionen (60×10^{12}) beträgt. Das bedeutet, dass die Zahl der Gehirnzellen lediglich 0,02 Prozent der Körperzellen ausmacht.

Die folgenden Daten belegen, welch wichtige Rolle das Gehirn für den menschlichen Körper spielt. So beträgt die Menge des Blutes, das durchs Gehirn fließt, fünfzehn Prozent des gesamten Blutes, das vom Herz durch den Organismus gepumpt wird. Ferner verbraucht das Gehirn jeden Tag 120 l Sauerstoff; das sind zwanzig Prozent der von der Lunge insgesamt aufgenommenen Sauerstoffmenge. Das bedeutet, dass Gehirnzellen im Vergleich zu Körperzellen ungefähr sieben Mal mehr Sauerstoff verbrauchen. Wenn man das mit den zur Bewegung bestimmten Muskelzellen vergleicht, so bewegen sich die im Schädel befindlichen keinen einzigen Millimeter. Trotzdem sind es ausgerechnet die Gehirnzellen, die so viel Sauerstoff benötigen. Deshalb kann man davon ausgehen, dass sie entsprechend hart arbeiten. Ferner verbraucht das Gehirn mit täglich 120 bis 130 g des Einfachzuckers Glukose einen ziemlich hohen Anteil des Gesamtzuckerbedarfs. Über den Zuckerbedarf des Gehirns werde ich später im Zusammenhang mit der Leber ausführlicher schreiben.

Die angeführten Zahlen belegen zur Genüge, dass das Gehirn den Menschen ausmacht. In einem weiteren Schritt könnte man sagen, dass man zum Menschen wird, indem man das Gehirn richtig arbeiten lässt. Bei der normalen Atmung werden die Körperzellen nicht ausreichend mit Sauerstoff versorgt. Der moderne Mensch lebt deshalb ständig in einem Zustand leichter Höhenkrankheit, und das ist auch die Ursache fast aller Krankheiten. Die Gehirnzellen bilden da keine Ausnahme. Im Gegenteil, sie sind es ja gerade, die den meisten Sauerstoff verbrauchen. Bei normaler Atmung ist es für die Körperzellen nicht möglich, den benötigten Sauerstoff aufzunehmen. Der Sauerstoffmangel der Gehirnzellen ist entsprechend kritisch. Ich selbst konnte bei meiner Trekkingtour am Mount Everest die Symptome der Höhenkrankheit bei fünfzehn Teilnehmern studieren. Bei Menschen, die unter Höhenkrankheit leiden, werden die Gehirnzellen zuerst und am meisten geschädigt. Das heißt, die Gehirnzellen der Patienten geraten in einen chronischen Zustand des Sauerstoffmangels, was dazu führt, dass die unterversorgten Zellen nicht mehr richtig arbeiten. Dabei treten im Alltag zunächst noch nicht die augenfälligen Symptome wie im Hochgebirge auf, zum Beispiel Kopfschmerzen oder Schwindel, Brechreiz oder Krämpfe.

Bei Menschen, die an der Höhenkrankheit leiden, wird unter anderem zuerst der Kopf schwer und taub. Sie klagen über konkrete körperliche Symptome, und das beweist, dass ihre Gehirnzellen tatsächlich unter Sauerstoffmangel leiden. In diesem Zustand ist die Urteilsfähigkeit erheblich beeinträchtigt. Selbst auf die Aufforderung hin, positiv und

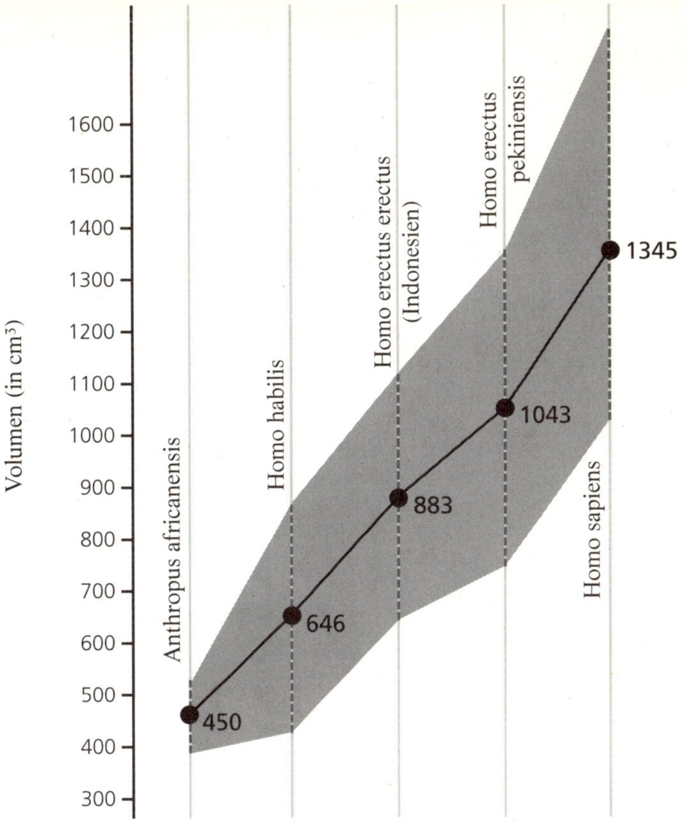

Abb. 12: Veränderung des durchschnittlichen Gehirnvolumens bei den Anthropoiden

Durchschnittliches Gehirnvolumen bei fünf Arten von Anthropoiden auf der Grundlage von fossilen Funden: Das durchschnittliche Gehirnvolumen eines Gorillas beträgt 506 cm^3. *Bis zur menschlichen Rasse hat sich die Zahl der Gehirnzellen so stark entwickelt, dass sich eine hohe Zivilisation entwickeln konnte.*

konstruktiv zu denken, hat das Gehirn dann keinen Raum mehr für fröhliche Gedanken. Das allein zeigt, welch tiefen Einfluss die Gehirnfunktion auf alle Zellen oder Gefäße des Körpers hat. Sowohl Denken als auch Fühlen und Begehren, von sprachlichen Äußerungen, Gedächtnis und Lernen bis zur Regulierung der Körpertemperatur unterliegt alles der Kontrolle des Gehirns. Wenn das Gehirn nicht richtig funktioniert, kann der ganze Organismus nicht richtig funktionieren.

Gehirnzellen werden nicht erneuert

Wie alle anderen Zellen auch, haben die Gehirnzellen eine begrenzte Lebensdauer. Zu den besonderen Kennzeichen der Gehirnzellen gehört, dass die abgestorbenen Zellen nicht ausgetauscht werden können. In diesem Punkt unterscheiden sich die Gehirnzellen von den sich teilenden Körperzellen.

Trotz individueller Unterschiede ist das Gewicht des menschlichen Gehirns im Alter von etwa zwanzig Jahren am größten. Danach nimmt es von Jahr zu Jahr ab und verliert alle fünf Jahre 20 g. Das bedeutet natürlich, dass die Zahl der Gehirnzellen abnimmt. Von den mit zwanzig in unserem Gehirn lebenden vierzehn Milliarden Zellen verlieren wir jeden Tag hunderttausend. Mit neunzig sind davon nur noch elf Milliarden übrig. Weil auch Gewicht und Volumen des Gehirns abnehmen, führt das im schlimmsten Fall zu Altersbeschwerden wie Demenz oder Alzheimer.

Wenn also eine Gehirnzelle stirbt, entsteht an dieser Stelle ein Lücke. Das bedeutet, dass im Gehirn des normalen Menschen jeden Tag hunderttausend Lücken entstehen. Wenn man altert oder von Demenz befallen wird, kann sich dieser Verfallsprozess natürlich dramatisch beschleunigen. Das heißt, dass ein solches Gehirn im Lauf der Jahre durchlöchert wird, während wir sicher sein können, dass unser Gehirn in den Zwanzigern noch keine Lücken hat.

Das zeigt auch die Betrachtung eines Schnitts durch das Gehirn. Im Gehirn eines Alzheimerpatienten werden die Hirnhöhlen (Ventrikel) ungewöhnlich groß und die Gehirnsubstanz wird dünn – genau wie im Inneren einer überreifen Wassermelone. In einem solchen Zustand ist es fast unmöglich, effektive Behandlungsmethoden zu entwickeln.

»Bei Menschen, die an Herztod gestorben sind, ist das Gehirn schön; beim Hirntod werden Form und Struktur des Gehirns zerstört.« Diesen Satz habe ich in einer Fachzeitschrift gelesen, und ich kann dem voll zustimmen. So erweist sich meine Schlussfolgerung aus der Diagnose von Patienten, die unter der Höhenkrankheit litten, als völlig zutreffend: »Bei der Höhenkrankheit haben wir es nicht mit so etwas wie Ödemen im Gehirn zu tun, sondern mit der Zerstörung der Gehirnzellen (Nekrose).« Ich darf ein bisschen stolz darauf sein, dass die Wissenschaft sich endlich meiner bereits 1976 aufgestellten These annähert.

Gehirnnahrung: Sauerstoff, Zucker, Proteine

Der Alterungsprozess des Gehirns besteht darin, dass die Zahl der Gehirnzellen abnimmt und seine Masse schrumpft. Es ist ziemlich unmöglich, ein Gehirn, das bereits degeneriert ist und sich im Zustand eines löchrigen Weißbrotes befindet, wieder in seinen früheren Zustand zurückzuversetzen. Eine entsprechende Vorbeugung, die eine solche Degeneration verhindert, ist aber sehr wohl möglich.

Die Gehirnzellen verbrauchen eine große Menge Sauerstoff. Wenn man also die Zellen ausreichend damit versorgt, gibt es keine Probleme. Indem man ihnen, zusammen mit dem Sauerstoff, genügend Nahrung zuführt, verbessern sich Funktion und Widerstandskraft jeder einzelnen Gehirnzelle, und sie leben auch viel länger. Wenn sich die Lebensdauer jeder einzelnen Gehirnzelle verlängert, dann lässt sich auch die Degeneration des ganzen Gehirns aufschieben und der Alterungsprozess verlangsamen. Da Gehirnzellen nicht wiedergeboren werden, ist es folglich unmöglich, Altes durch Neues zu ersetzen. Deshalb führt kein Weg daran vorbei, die Zellen zu stärken und ihr Leben zu verlängern. Ich kenne dazu nichts Besseres als die Methode des rechten Denkens und Atmens. Zum gegenwärtigen Zeitpunkt zeigen sich bei mir keine Anzeichen von Senilität, und dank der Methode leide ich auch nicht unter Vergesslichkeit.

In jüngster Zeit betonen viele Gehirnforscher die Bedeutung von Proteinen, vor allem pflanzlicher Herkunft, als Gehirnnahrung, wie sie zum Beispiel von Hülsenfrüchten wie der Sojabohne geliefert werden. Meiner Meinung nach genügt es, Proteine in geringer Menge zuzuführen. Was das Gehirn am meisten braucht, ist Sauerstoff. Das zeigt sich in der Tatsache, dass es erhebliche Mengen an Sauerstoff verbraucht, obwohl es sich im Schädel keinen Millimeter bewegt. Der Sauerstoff sollte natürlich aus der eigenen Lunge kommen. Unnatürlichen Sauerstoff aus künstlichen Quellen wie Atemgeräten können wir nur im Notfall brauchen.

Zu den wichtigsten Nährstoffen für das Gehirn gehört Zucker. Damit ist natürlich der in der eigenen Leber produzierte Zucker gemeint und nicht solcher aus Süßigkeiten. Doch gibt es anscheinend nur wenige Wissenschaftler, die auf die Bedeutung dieses Nährstoffs für das Gehirn hinweisen. Im folgenden Abschnitt möchte ich Ihnen meine Auffassung zum Zusammenhang zwischen Gehirnzellen und Zucker erläutern.

Zucker fürs Gehirn

Zuerst wollen wir die Bedeutung von Sauerstoff, Zucker und Proteinen für das Gehirn betrachten. Das Gehirn besteht aus ungefähr fünfzig Prozent Fetten, vierzig Prozent Eiweißstoffen sowie einer kleinen Menge von anorganischen Salzen und organischen Verbindungen wie freien Aminosäuren. Dass die Proteine für so wichtig gehalten werden, hat wahrscheinlich mit der materiellen Beschaffenheit des Gehirns zu tun. Proteine werden im Verdauungsapparat in Aminosäuren zerlegt, aus denen dann mit Hilfe der genetischen Informationen spezifische Eiweißstoffe aufgebaut werden. Das heißt, Gehirnzellen werden aus spezifischen Eiweißstoffen gebildet.

Deshalb sind Eiweißstoffe für das Gehirn sehr wichtig. Allerdings arbeitet es so noch nicht, auch wenn seine Zellen aus Eiweißstoffen bestehen. Wenn wir das mit einem Auto vergleichen, könnten wir sagen, dass Karosserie und Motor aus Eiweißstoffen gebaut sind. Aber damit läuft das Auto noch nicht. Zusätzlich braucht das Auto auch Brennstoff, Öl und einen Fahrer. Was die Gehirnzellen bei ihrer Arbeit als Energiequelle benötigen, ist Zucker. Das gilt nicht nur für die Gehirnzellen, denn alle Zellen arbeiten mit diesem Brennstoff. Deshalb versorgen sich Marathonläufer lieber mit zuckerhaltigen Getränken als mit normalem Wasser. Zucker gehört wie Stärke oder Traubenzucker zu den Kohlehydraten, die wir täglich mit unserer normalen Nahrung aufnehmen. Zuckerstoffe lassen sich generell in Einfachzucker und Mehrfachzucker einteilen, wobei die Mehrfachzucker aus Einfachzuckern aufgebaut sind. Es gibt verschiedene Arten von Einfachzuckern, so wie es auch viele aus Einfachzuckern zusammengesetzte Mehrfachzucker gibt.

Das Gehirn benötigt täglich 120 g Glukose, einen repräsentativen Vertreter der Einfachzucker. Der tägliche Glukosebedarf des Gehirns ist wirklich enorm, denn Zucker ist die wichtigste Energiequelle des Gehirns. Dabei kommt es nicht darauf an, einfach viel Zucker mit der Nahrung zu sich zu nehmen. Hier kommt die Leber ins Spiel, deren Tätigkeit eine wichtige Rolle für das Gehirn spielt.

Die Lebertätigkeit ist wie die Sonne. Diese Behauptung möchte ich erklären. Die Leber verfügt über eine Zucker verarbeitende Funktion. Die Nahrung wird verdaut, resorbiert und in Form von Nährstoffen wie zum Beispiel Kohlehydraten im Blut transportiert. Und schließlich werden sie in der Leber in verschiedene Zuckerstoffe umgewandelt. Diese dienen nicht nur den Gehirnzellen, sondern auch den Muskeln und allen Organen als Energiequelle. Die Leber produziert auf geniale Weise genau diejenigen Zuckerstoffe, die den Eigenschaften und Funktionen der verschiedenen Zellarten entsprechen. Das bedeutet, dass durch die Tätigkeit der Leber genau die Form von Energie für die Gehirnzellen erzeugt wird, die sie benötigen. Der Zucker, den das Gehirn braucht, ist der von der Leber »hausgemachte« Zucker.

Es kann durchaus vorkommen, dass es bei Bluttransfusionen selbst bei gleicher Blutgruppe zu Immunreaktionen kommt. Ähnlich verhält es sich mit den Zuckerstoffen: Der Zucker, den die Leber für die eigenen Gehirnzellen produziert, ist am besten geeignet, um diese am »Laufen« zu halten.

Außer dem hohen Zuckerverbrauch haben die Gehirnzellen noch eine andere Besonderheit: Sie können den von ihnen benötigten Zucker nicht speichern. Es wäre praktisch, wenn der einmal aufgenommene Zucker im Gehirn gesammelt werden könnte, aber das funktioniert nicht. Deshalb muss das Blut ständig Zucker zum Gehirn transportieren. Das ist der Hauptgrund, warum ich diesen Satz geprägt habe: Die Lebertätigkeit ist wie die Sonne. Wenn die Leberfunktion nachlässt, kann sie den für die Gehirnzellen passenden Zucker nicht herstellen, und es wird schwierig, sie angemessen zu versorgen. Leider gibt es zahlreiche Fälle, in denen die Leber nicht wie die Sonne funktionieren kann. Denn es gibt heute viele Leute, die aus verschiedenen Gründen wie hohem Alkoholkonsum, Maßlosigkeit beim Essen und Trinken oder starker Stressbelastung unter einer Leberentzündung leiden. Dann ist die Sonne nicht einmal nur hinter Wolken verborgen, sondern sie kann gar nicht mehr als Sonne scheinen. Deshalb ist es für den modernen Menschen äußerst wichtig, für eine optimale Lebertätigkeit zu sorgen. Denn auch die Leberzellen leiden im Allgemeinen unter Sauerstoff- und Nährstoffmangel. Auch hier kann die Methode eingesetzt werden, um für eine Stärkung der Leber zu sorgen.

Um arbeiten zu können, benötigen die Gehirnzellen Sauerstoff. Manche Wissenschaftler behaupten, dass für den Zuckerstoffwechsel beziehungsweise für die Verbrennung von Zucker Sauerstoff notwendig sei. Aber das Umgekehrte ist der Fall. Natürlich hat Sauerstoff eine wichtige Funktion bei der Verbrennung von Zucker. Doch meiner Ansicht nach ist Sauerstoff an sich eine wichtige Energiequelle für die Gehirnzellen. Denn allein um zu leben benötigen sie Sauerstoff, unabhängig davon, ob sie aktiv sind oder nicht.

Bei meiner Everest-Tour konnte ich beobachten, dass das Denken und die Urteilskraft nachlassen, wenn der Sauerstoff abnimmt. Als Therapie gibt es keine andere Methode als die Sauerstoffzufuhr. Deshalb liegt doch der Schluss nahe, dass Sauerstoff am wichtigsten ist; und das ist auch der Grund, warum ich bei der Gehirnnahrung von folgender Reihenfolge ausgehe: Erstens Sauerstoff, zweitens Zucker, drittens Proteine.

Zucker als Rohstoff für innere Sekrete

Warum brauchen die Gehirnzellen so viel Sauerstoff und Zucker? Gehirnzellen, die sich im Schädel keinen Millimeter bewegen, benötigen deutlich mehr Sauerstoff und Zucker als Muskelzellen sowie eine erhöhte Blutzufuhr.

Zusammenfassend kann man sagen, dass die Funktionen der Gehirnzellen über die reine Hirnaktivität hinausgehen. Organe, Gefäße, Nervenbahnen… alle werden davon beeinflusst. Auch die inneren Sekrete, die in jüngster Zeit die Aufmerksamkeit der Wissenschaft auf sich gezogen haben, üben einen wichtigen Einfluss aus.

Denken und Fühlen sind an sich formlos. Es ist wohl kaum möglich, dass etwas Formloses so viel Sauerstoff, Zucker und Blut braucht. Auf der anderen Seite handelt es sich bei den inneren Sekreten wie Hormonen um materielle Substanzen, also um Form. Um Substanzen herzustellen, sind Rohstoffe und Energie erforderlich, und dafür werden meiner Meinung nach Sauerstoff und Zucker benötigt.

Allerdings steckt die Erforschung der inneren Sekrete noch in den Kinderschuhen. An dieser Stelle ist es mir aber nicht wichtig, im Detail zu untersuchen, welche Stoffe gebildet werden. Ich möchte herausfinden, wie man wichtige Substanzen schnell genug erzeugen kann.

Wenn die Gehirnzellen normal arbeiten, enthalten ihre Sekrete keine schädlichen Substanzen. Das Gehirn, das einen Miniaturnukleus des Universums darstellt, kann sich nicht so unsinnig verhalten. Damit innere Sekrete zügig ausgeschieden werden, sind drei Faktoren notwendig: Erstens sollten die dazu benötigten Rohstoffe vorhanden sein; zweitens sollte die Produktion aktiv sein; und drittens sollten die Transportmittel, mit denen die Sekrete im Körper verteilt werden, reibungslos funktionieren.

Den Rohstoff für die von den Gehirnzellen erzeugten Substanzen bildet der von der Leber produzierte Zucker. Die Leber hat die Aufgabe, Zucker herzustellen und so umzuwandeln, dass er für die Gehirnzellen leicht verwertbar ist. Das Gehirn verwendet diesen wiederum als Rohstoff, um geeignete Substanzen für alle Körperzellen zu produ-

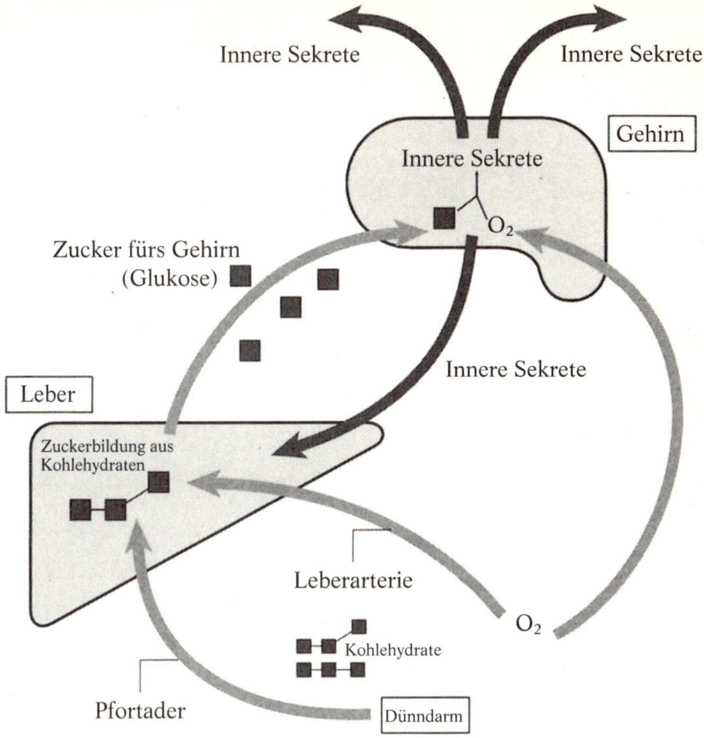

Abb. 13: Der Fluss von Sauerstoff, Zucker und inneren Sekreten
Die aus dem Dünndarm resorbierten Kohlehydrate gelangen über die Pfortader zur Leber. Dort findet die Verarbeitung zu Zuckerstoffen statt, und es wird Glukose, der für das Gehirn bestimmte Zucker, hergestellt. Aus der Glukose werden dann im Gehirn mit Hilfe von Sauerstoff zahllose innere Sekrete gebildet. Diese fließen anschließend im Blut wieder zur Leber oder zu anderen Organen zurück.

zieren. Es ist die Aufgabe des Sauerstoffs, die Produktion innerer Sekrete zu aktivieren.

Bauchatmung und innere Sekrete

Bei der Bauchatmung werden in verstärktem Maße die so genannten Prostaglandine, morphinähnliche innere Sekrete, abgesondert. Da diese hormonähnlichen Substanzen unter anderem aktiven Sauerstoff (freie Radikale) beseitigen und zur Gefäßerweiterung beitragen, werden sie in der Medizin zur Behandlung nach Herzinfarkt und Gehirnschlag eingesetzt. Aus unbekannten Gründen sammeln sich diese Sekrete in größerer Konzentration im unteren Teil der Lunge.

Wenn wir bei der Bauchatmung das Zwerchfell heben und senken, werden diese Substanzen aus den Zellen in die Blut- und Lymphgefäße abgegeben. Prostaglandine sorgen dafür, dass das Blut besser fließt, wirken gut bei unregelmäßigem Herzschlag (Arrhythmie) und helfen außerdem bei Atemwegsbeschwerden, Herzkrankheiten und Bluthochdruck. Wer fleißig die tiefe Atmung praktiziert, produziert auf Dauer genügend Prostaglandine. Weil sie die Toxizität des aktiven Sauerstoffs auflösen und das Blut leichtflüssiger machen, möchte ich Ihnen empfehlen, sich eine Technik der Bauchatmung anzueignen.

Wenn wir Sätze hören wie: »Dieser Mann hat Kampfgeist«, »Sie hat eine starke Persönlichkeit«, »Er ist wirklich kleinkariert«, meinen wir zunächst, dass eine solche Aussage den Charakter betreffe. Aber vielleicht hängen solche Charaktermerkmale damit zusammen, welche Menge an bestimmten Sekreten wir gespeichert haben.

Obwohl sie dasselbe zu hören bekommen, gibt es Leute, die auf eine bestimmte Aussage mit Zorn reagieren, während andere ruhig bleiben. Auch wenn man ihnen Dinge an den Kopf wirft, bei denen fast alle Leute wütend werden, gibt es Menschen, die so etwas gelassen wegstecken. Große Persönlichkeiten, die ihre Fassung bewahren, ganz gleich, was passiert, haben im Körper einen ordentlichen Vorrat solcher Substanzen gespeichert. Das könnte erklären, warum sie sich in bestimmter Weise verhalten.

Wenn wir die Bauchatmung praktizieren, werden unsere Gehirnwellen auf wunderbare Weise zu α-Wellen. Wenn man dann eine Blutprobe entnimmt und analysiert, stellt man fest, dass im Gehirn Endorphine sekretiert wurden. Es ist wirklich einfach, α-Wellen zu erzeugen, denn dazu genügt es, mit dem Bauch zu atmen. Nach Auffassung der fernöstlichen Medizin ist in unserem Organismus alles vorhanden, was wir zur Heilung sämtlicher Krankheiten benötigen.

Wenn man bestimmte Wünsche hat und sich entsprechend schult, ist es möglich, diese bei Bedarf »hervorzulocken«. Wer dazu imstande ist, kann sogar Krebs oder Tumoren auf natürliche Weise zum Schrumpfen bringen. Auch wenn es schwer sein dürfte, einen Tumor damit zum völligen Verschwinden zu bringen, so kann man doch wenigstens positive Teilwirkungen erreichen. Beim Einsatz solcher geistiger Methoden kommt es vor allem auf die Atemtechnik an.

Positives Denken ist für das Gehirn natürlich

Was also ist die Aufgabe der inneren Sekrete?

Substanzen, die wie Urin oder Schweiß aus dem Körper ausgeschieden werden, heißen Sekrete. Substanzen, die ausgeschieden werden, um im Inneren des Körpers Verwendung zu finden, nennt man innere Sekrete. Sekrete, die Abfallstoffe enthalten, wie Urin oder Schweiß, sind für den Körper überflüssig. Dagegen sind die inneren Sekrete für den Körper nützlich und effektiv, denn sie verhelfen uns zu Gesundheit und Glück.

Der Mensch verdankt seine Existenz dem Gehirn. Das Gehirn denkt seinem Wesen nach positiv. Um den Menschen gesund und glücklich zu machen, arbeitet es Tag und Nacht pausenlos. Deshalb ist es unvorstellbar, dass das Gehirn negativ denkt.

In dem Abschnitt über rechtes Denken, das die eine Seite der Methode bildet, habe ich bereits die drei wichtigsten Prinzipien für den Einsatz des rechten Denkens genannt:

1. Denken Sie in allen Dingen positiv
2. Vergessen Sie die Dankbarkeit nicht
3. Lassen Sie das Jammern sein

Aber selbst wenn man diese drei Dinge wiederholt und wünscht, dürfte es doch viele Menschen geben, für die eine solche Einstellung im Leben nicht so leicht zu erreichen ist. Meiner Ansicht nach liegt das daran, dass das Gehirn nicht richtig arbeitet. Wenn es seine ursprünglichen Funktionen richtig ausführt, ist es nicht nötig, eigens positives Denken zu predigen. Bekommt das Gehirn nämlich genug Sauerstoff, funktioniert die innere Sekretion von allein, und wir werden automatisch fähig, positiv zu denken, dankbar zu sein und das Jammern bleiben zu lassen. Dann fallen auch so begrenzende Vorstellungen wie »Dies oder jenes darfst du nicht tun« einfach weg. Auch eine moralische Erziehung wird dann völlig überflüssig. Weil das Gehirn seinem Wesen nach positiv denkt, kann es unmöglich auf solche negativen Vorstellungen kommen wie: »Du sollst nicht unfreundlich zu anderen Menschen sein« oder »Du sollst nicht stehlen«.

Das ist doch selbstverständlich. Denn wenn das Gehirn richtig funktioniert, wird man von selbst freundlich und die Begierde, etwas zu stehlen entsteht erst gar nicht. Das Gehirn kontrolliert nämlich nicht nur den Körper, sondern auch den Geist.

Falls es doch Leute geben sollte, die negativ denken, so liegt das daran, dass ihr Gehirn nicht richtig arbeitet. Wenn das Gehirn in Ordnung ist, denkt es von allein positiv und kann den Geist gut kontrollieren.

Altern, ade!

Nachdem ich bisher viel über die Gehirnzellen geschrieben habe, möchte ich zur Wiederholung die besonderen Merkmale der Gehirnzellen und die Wirkungen der Methode einfach zusammenfassen. Zunächst einmal verdanken wir unser Menschsein der Existenz des Gehirns. Deshalb ist das Gehirn unser wichtigstes Organ. Das Gehirn kontrolliert den menschlichen Körper bis in den letzten Winkel und beherrscht ebenso den Geist. Wegen mangelnder Sauerstoffversorgung werden heute bei vielen Menschen die Fähigkeiten des Gehirns nur zu dreißig Prozent genutzt. Die Sauerstoffzufuhr hat den stärksten Einfluss auf die Gehirnzellen.

»Siebzig Prozent der Gehirnzellen schlafen«, behauptet die Wissenschaft. Das aber heißt nicht, dass von vierzehn Milliarden Zellen zehn Milliarden schlafen. Denn alle Gehirnzellen arbeiten fleißig, aber sie können ihre Fähigkeiten nur zu dreißig Prozent entfalten. Die Wirkung der Methode besteht darin, die reduzierten Fähigkeiten der Gehirnzellen zu hundert Prozent zu aktivieren. Das heißt, dass diese Fähigkeiten voll zum Tragen kommen, sobald man den Gehirnzellen genügend Nahrung, nämlich Sauerstoff, gibt. Bei der normalen Atmung befindet sich das Gehirn in einem Zustand des Sauerstoffmangels. Weil sich der moderne Mensch an diesen Zustand gewöhnt hat, hält er seine eigene Gehirntätigkeit für normal. Doch sollte er sich darüber im Klaren sein, dass sein Gehirn im jetzigen Zustand nur dreißig Prozent seiner Leistungsfähigkeit zeigt. Wenn man jedoch die Methode praktiziert, kann man diesen Wert mehr als verdreifachen. Auch wenn es Unterschiede zwischen den Menschen gibt – der eine mag einen wachen, der andere einen weniger wachen Verstand haben – so ist dieser doch nicht wirklich groß, da in beiden Fällen immer noch siebzig Prozent der Gehirnzellenkapazität schlafen. Sie haben noch nicht gemerkt, welche Kräfte wirklich in Ihnen stecken.

Betrachten wir die Rolle der Methode bei der Steigerung der Gehirnzellenfunktion. Dazu gehört auch die Aktivierung der inneren Sekretion der Gehirnzellen. Innere Sekrete sind nicht auf das in Mode gekommene β-Endorphin beschränkt. Die verschiedenen inneren Sekrete können wir selbst mit dem geballten Wissen der Wissenschaft nicht zählen, so viele davon werden in unserem Gehirn produziert. Diese Fülle von inneren Sekreten trägt dazu bei, dass wir gesund und glücklich leben können. So beeinflussen zum Beispiel ihre Wirkungen auch unsere natürlichen Selbstheilungskräfte.

Durch die Aktivierung der inneren Sekretion in den Gehirnzellen verbessert sich die Gesundheit. Damit innere Sekrete reichlich produziert werden, brauchen wir Sauerstoff und Zucker. Wir sollten die Leberfunktion verbessern, damit die Leber reichlich Zucker zum Gehirn schicken kann. Um die Leber zu stärken, wird wiederum Sauerstoff benötigt.

Die Methode stärkt auch die Widerstandskräfte. Dabei werden ebenso die Gehirnzellen gestärkt. Sie besitzen dann die Kraft, von außen kommende negative Reize abzuwehren. Das zeigt sich auch bei Stress. Manche Wissenschaftler behaupten sogar, dass achtzig bis neunzig Prozent aller Krankheiten durch Stress verursacht würden. Ob wir aber etwas als Stress empfinden oder nicht, hängt mit dem Zustand unserer Gehirnzellen zusammen.

Die Seinsweise der Gehirnzellen ist von Anfang an positives Denken. Wenn die Gehirnzellen normal arbeiten, gibt es kein negatives Denken. Die ausreichende Versorgung der Gehirnzellen mit Sauerstoff und Zucker lässt sie normal funktionieren und versetzt sie in die Lage, Stress und dergleichen abzuwehren.

In diesem Zusammenhang fallen mir Leute ein, die zum Zweck der Stressbewältigung Zigaretten rauchen müssen. Doch eine Art von Stress, die mit ein paar Zigaretten bewältigt werden kann, lässt sich sicher genauso einfach mit ein paar tiefen Atemzügen auflösen. Zigaretten beeinträchtigen die Lungenfunktion, und deshalb nimmt die Sauerstoffzufuhr für die 60 Billionen Körperzellen ab. Weil ich selbst nicht rauche, habe ich kein Verständnis für Raucher, die behaupten: »Ich kann überhaupt nicht aufhören.« Und klüger als der, der ans Aufhören denkt, ist der, der aufgehört hat.

Zu den weiteren Wirkungen der Methode gehört es, dass sie nicht nur die Zellen stärkt, sondern auch ihre Lebensdauer verlängert. Sind sie erst völlig abgestorben, regenerieren sich die Gehirnzellen nicht wieder. Deshalb ist die Frage der Lebensdauer dieser Zellen äußerst wichtig. Mit über zwanzig sterben täglich hunderttausend und in einem Jahr also 36,5 Millionen Gehirnzellen ab. Wenn es gelingt, die Lebensdauer einzelner Gehirnzellen zu verlängern, dann verschwinden an einem Tag vielleicht nur sechzigtausend Zellen statt hunderttausend. In einem Jahr ergibt das eine Differenz von fast 15 Millionen.

Sauerstoff verändert unser Leben

Ein Problem, das die modernen Menschen sehr beschäftigt, ist die Erziehung der Kinder. Viele Leute sind zu mir gekommen, um mit mir darüber zu sprechen. Hier möchte ich den Zusammenhang zwischen dieser Frage und den Gehirnzellen erörtern.

Die Frage der Kindererziehung ist so wichtig, dass man ein dickes Buch darüber verfassen könnte. Denn die heutige Gesellschaft wurde dadurch aufgebaut, dass man über viele Generationen hinweg immer wieder Kinder erzogen hat. Daher sind unsere Kinder, also die nächste Generation, ein Schatz, der nicht nur der Familie oder dem Staat, sondern der ganzen Menschheit gehört – ein Schatz, aus dem sich eine bessere menschliche Gesellschaft aufbauen lässt. Wir haben deshalb nicht das Recht, diese Entwicklung zu unterbrechen.

Für mich selbst bin ich zu dem Schluss gelangt, dass man zuerst die Erzieher ändern sollte. Zu diesem Zweck müsste man aber auch die Erzieher ändern, die für die Erziehung der Erzieher zuständig sind. Natürlich sollten sich auch die Eltern ändern, welche die nächste Generation erziehen. Die moderne Erziehung wird als einseitige Wissensvermittlung kritisiert. Dahinter steht eine allzu einseitige Sichtweise bei der Bewertung des Menschen. Wir neigen dazu, den Wert eines Menschen nur nach seinen Punktzahlen bei Prüfungen zu bemessen. Dabei zeigt sich die bedauerliche Neigung, nur einen Teil des Menschen zu sehen, statt ihn als Ganzheit zu betrachten.

Im Prolog dieses Buches habe ich große Gesundheit als den ursprünglichen Normalzustand des Menschen definiert, in dem seine seelischen, intellektuellen und physischen Kräfte am besten entwickelt sind. Einen Menschen, der seinen Kopf mit Wissen voll gestopft hat, nennt man ironisch einen Eierkopf. Unter solchen Bedingungen können sich die seelischen und physischen Kräfte nicht voll entwickeln. Von Gehirnzellen, in die man nichts als Schulwissen hineingestopft hat, kann man nicht erwarten, dass ihr Wissen in landläufigem Sinn gereift ist.

Ich bin davon überzeugt, dass die Gehirnzellen dazu geschaffen sind, den Menschen gesund und glücklich zu machen. Die egoistischen Tendenzen des modernen Menschen, der nach Maximen lebt wie »Hauptsache, es geht mir selbst gut!«, beweisen, wie schwächlich seine Gehirnzellen geworden sind. Das ist ein Zeichen von selbstsüchtigem, unechtem positiven Denken.

Den Zusammenhang zwischen Stress und Gehirnzellen habe ich bereits erklärt. Äußerer Druck auf die Gehirnzellen ist lediglich eine Form von Stress. Dazu gehören zum Beispiel auch Einflüsse von Ideologien, Weltanschauungen und Religionen, wie der Faschismus, der den Zweiten Weltkrieg verursacht hat, oder der spätere Zusammenbruch des Kommunismus, der als Beleg für die Dürftigkeit dieses Denkens gelten kann. Anfangs wurden diese Bewegungen vom Enthusiasmus der Jugend getragen. Derartige Ideologien, Weltanschauungen und Religionen haben die Menschen weder gesund noch glücklich gemacht. Das ist kein Wunder, weil die Gehirnzellen ihre eigentliche Funktion nicht ausgeübt haben. Wenn ich darüber nachdenke, was diese Ideologien, Weltanschauungen und Religionen in die Welt gebracht haben, wird der von mir erwähnte Zusammenhang zwischen der Gehirnfunktion und der Versorgung mit Gehirnnahrung in Form von Sauerstoff und Nährstoffen verständlich. Deshalb brauchen Gehirnzellen, die lediglich zu dreißig Prozent arbeiten, Ideologien oder Weltanschauungen oder fragwürdige Religionen.

Zuvor habe ich als Beispiel für die Stärke der Zellen den

Vergleich von dürrem Gaul und edlem Ross angeführt. Natürlich entsprechen Gehirnzellen, die nicht ausreichend mit Sauerstoff und Nährstoffen versorgt sind, dem dürren Gaul, dessen Haare keine schöne Farbe und keinen Glanz haben. Der Gaul, der nicht genug Futter bekommt und nicht ausreichend schläft, hat natürlich auch keine Lust zu laufen. Das kann nicht anders sein, und wegen seiner Schwäche hat er außer Fressen nichts im Sinn. Was dann ins Spiel kommt, um den Gaul zum Laufen zu bringen, sind Ideologien, Weltanschauungen und Religionen. Sie sind so etwas wie die Peitsche, und sie reden den Leuten ein, dass sie zum Laufen nur Willenskraft und Kampfgeist bräuchten. Selbst ein dürrer Gaul wird unweigerlich losrennen, wenn man ihm die Peitsche gibt. Sein Tempo ist dabei vielleicht kaum geringer als das des edlen Rosses. Aber Gaul bleibt schließlich Gaul, und seine Kräfte und seine Ausdauer sind begrenzt. Denn wenn das Ross wirklich ernst macht, kann der Gaul unmöglich gewinnen. Und wenn man den Gaul mit der Peitsche antreibt und mit Gewalt zum Laufen bringt, verursacht man nur seinen frühen Tod. Es gibt keine Methode, um den Gaul wirklich zum Laufen zu bringen, außer ihn gut zu füttern und dafür zu sorgen, dass er die Stufe eines tüchtigen Rosses erreicht.

Die Methode des rechten Denkens und Atmens ist weder eine Weltanschauung noch eine Ideologie noch eine neue Religion. Ohne die geringsten betrügerischen Absichten ist sie einfach eine auf gesammelter Erfahrung basierende

Atemtechnik, um die Kraft großer Gesundheit zu entwickeln. Deshalb ist es unnötig, sich betend unter einen Wasserfall zu stellen oder wochenlang zu fasten. Ich verlange auch keine großen Geldspenden. Sie brauchen keinen Cent, um die Methode zu praktizieren. Denn Sauerstoff ist auf jeden Fall überall ausreichend für alle vorhanden.

Heutzutage regen sich die Leute schnell auf; sie finden keine innere Ruhe und werden schnell ungeduldig. Das trifft besonders auf junge Leute zu und hängt damit zusammen, dass ihre Haltung schlecht ist, weshalb sie nicht genügend Sauerstoff aufnehmen. Aus der Zunahme von Phänomenen wie Mobbing, häuslicher Gewalt und Jugendkriminalität lässt sich erkennen, wie ernst das Erziehungsproblem geworden ist.

Diese Situation kann man durchaus als Erziehungskrise bezeichnen. Wenn aber bei vielen Menschen die Gehirnzellen zu hundert Prozent arbeiten würden, könnte man derartige Krisen vermeiden. Denn das ausreichend mit Sauerstoff und Nahrung versorgte normale Gehirn existiert zu dem Zwecke, alle gesund und glücklich zu machen.

Der Lebenssinn

Eines der wichtigsten Themen für den modernen Menschen ist der Lebenssinn. Es ist sicher nicht einfach, seinen Lebenssinn zu finden. Ich glaube, dass es unter allen Lesern dieses Buches viele gibt, die bei ihrer erfolglosen Suche zuletzt resigniert feststellen mussten: »So etwas wie einen Lebenssinn gibt es nicht!«

Ich glaube ohne Zweifel, dass der Himmel jedem von uns sein Schicksal bestimmt. Dieses Schicksal ist der Grund, warum der Mensch ein Leben in dieser Welt empfangen hat. Für den Schöpfer des Universums gibt es überhaupt nichts Überflüssiges. Alles, was existiert, hat irgendeinen Zweck. Dieses Prinzip gilt auch für den Menschen, denn er bildet einen Teil des Universums. Folglich gibt es nicht einen einzigen, der umsonst geboren wurde oder ohne Grund ein Leben in dieser Welt empfangen hat. In anderen Worten, das Schicksal ist unser Lebenssinn.

Warum ist es dann so schwierig, den uns bestimmten Sinn zu finden? Meiner Ansicht nach hängt das zum großen Teil mit der Funktion der Gehirnzellen zusammen. Womit wir wieder bei dem Problem der Versorgung der Gehirnzellen mit Sauerstoff und Zucker wären. Dabei sollten Sie bedenken, dass bei der normalen Atmung die Gehirnzellen nur zu dreißig Prozent arbeiten. Außerdem wissen wir ja, dass ab einem Alter von zwanzig täglich ununterbrochen eine große Zahl von Gehirnzellen abstirbt. In dieser Situation bringt es nichts, die Leute jeden Tag aufzufordern, in ihrem Gehirn mit aller Kraft nach dem Lebenssinn zu suchen. Stellen Sie sich also lieber vor, wie Ihre eigenen Gehirnzellen dreimal so gut arbeiten wie jetzt. So steigern Sie Ihre Leistungskapazität und entwickeln sogar gewisse Reserven. Was Sie bis jetzt nicht sehen konnten, werden Sie dann mit Sicherheit sehen, und was Sie nicht hören konnten, werden Sie dann hören. Vor Ihnen werden sich in aller Deutlichkeit Ihre Aufgabe und Ihre Rolle in der Welt zeigen – Ihr Schicksal.

Was mich selbst betrifft, so habe ich mein wahres Schicksal erst mit einundneunzig erkannt. Natürlich habe ich es als praktischer Arzt für meine Bestimmung gehalten, Menschen von ihren Leiden zu befreien und sie darüber hinaus darin zu unterstützen nicht krank zu werden. Mit sechzig habe ich die Methode vollendet. Nach meinem siebzigsten Lebensjahr war es mir endlich vergönnt, nach Wunsch gesund und glücklich zu leben. Und zum ersten Mal ist mir mein eigentliches Schicksal deutlich bewusst geworden. Es besteht für mich darin, möglichst vielen Menschen die Methode zu vermitteln und sie an die nächste Generation weiterzugeben. Die Methode des rechten Denkens und Atmens ist ein Weg, der den Menschen nicht nur Gesundheit, sondern auch Glück beschert.

Um diese Aufgabe zu vollenden und die Methode möglichst vielen Menschen zu schenken, habe ich bis heute gelebt, und ich werde dafür weiterleben.

Auf jeden Fall existiert der Mensch als Mensch, weil er ein Gehirn hat. Wenn die Gehirnzellen ihre wahre Leistungsfähigkeit entwickeln, dann verwirklicht der Mensch seine ursprüngliche Gestalt. Und dies bedeutet, sein eigenes Schicksal zu erkennen und zu verwirklichen.

Ein sanfter Tod

Das ewige Leben war von alters her die Sehnsucht der Menschen. So sollen der erste chinesische Kaiser (259–210 v. Chr.) ebenso wie der mongolische Herrscher Dschingis Khan (1167–1227) in alle Richtungen Boten ausgesandt haben, um nach dem Elixier der Unsterblichkeit zu suchen. Diese Suche ist nicht auf große Heroen beschränkt, sondern im Lauf der Geschichte strebten viele Menschen danach, auf ewig in ihrem Körper auf der Erde zu leben.

So sehr fürchten die Menschen den Tod. Ich denke jedoch, dass das überhaupt nicht angebracht ist. Für mich ist der Tod kein bisschen schrecklich, und der Wunsch, diesen physischen Körper für immer zu erhalten, ist etwas Unnatürliches. Denn die Zellen, aus denen der Körper aufgebaut ist, haben eine begrenzte Lebensspanne.

In Japan gibt es den Ausdruck *tenju,* der die vom Himmel zugeteilte natürliche Lebensdauer bezeichnet. Wenn man diesen Ausdruck in Relation zum menschlichen Schicksal betrachtet, über das ich vorher geschrieben habe, so könnte man vielleicht sagen, dass dies der Zeitpunkt ist, zu dem man sein Schicksal verwirklicht hat, genau der Augenblick, in dem man seine natürliche Lebensspanne vollendet. In Bezug auf den physischen Körper kann man sagen, dass dies die begrenzte Lebenszeit ist, die dem Menschen ursprünglich zugeteilt wurde.

Allerdings leben viele Menschen nicht bis ans Ende ihrer

natürlichen Lebensdauer und verlassen diese Welt oft schon sehr viel früher. Deshalb haben sie vielleicht so große Angst vor dem Sterben. Ferner gibt es bestimmt zahlreiche Menschen, die den Tod deshalb so fürchten, weil sie nicht unter einer langwierigen Krankheit leiden wollen und ihnen die Schmerzen beim Sterben Angst machen. Es gibt medizinische Therapien, welche die Todesfurcht steigern, anstatt sie zu lindern. Das ist ein Problem, das vor allem Patienten im Zustand des Gehirntods oder des Dahinvegetierens sowie Krebspatienten im Endstadium betrifft, bei denen es nur um lebensverlängernde Maßnahmen geht.

In jüngster Zeit wird von Seiten der medizinischen Wissenschaft der Standpunkt vertreten, dass man Krebs nicht bekämpfen sollte. Den Hintergrund dafür bildet die aktuelle Situation in der medizinisch-therapeutischen Szene. Das lässt uns die Notwendigkeit spüren, die Beziehung zwischen Mensch und Therapie genau zu untersuchen.

Es ist zweifellos der Wunsch vieler Menschen, sich ohne lange Krankheit und ohne große Schmerzen auf die Reise in die andere Welt machen zu können. Besonders ausgeprägt ist dieser Wunsch bei Personen in hohem Alter und bei Bettlägerigen. Ich selbst bin mir sicher, dass ich beim Sterben keine Schmerzen empfinden werde. Ich bin auch fest davon überzeugt, dass ich tatsächlich bis zum Moment des Sterbens gesund bleibe, weil ich die Methode in mein Leben integriert habe. Deshalb habe ich auch nicht die geringste Angst vor dem Sterben.

Die Methode aktiviert alle Körperzellen und versorgt so den Körper mit viel Sauerstoff. Das führt dazu, dass die Lebensdauer der Zellen und damit auch die Lebensdauer des Menschen verlängert wird. So nähert sich jede einzelne Zelle ihrer vorgegebenen natürlichen Lebensspanne an. Deshalb ist auch die Wahrscheinlichkeit größer, dass die Kräfte allmählich nachlassen und das Leben auf natürliche Weise zu Ende geht, als dass man lange Jahre unter chronischer Krankheit leiden muss. Bei einem solchen Tod gibt es keine Schmerzen.

Die Zellen derjenigen, die die Methode praktizieren, sind sowohl in ihrer Funktionalität als auch in ihrer Widerstandskraft stark. Das muss bei gesunden Zellen auch so sein. Bei Zellen, die immer gesund sind, kommt es nicht vor, dass sie schwach werden, schmerzen oder plötzlich sterben. Nur ihre Funktionen und ihre Widerstandskraft lassen allmählich nach, aber dabei treten keine Schmerzen auf. Ein Mensch, der die Methode auf ideale Weise praktiziert, kennt bis zum Augenblick des Todes keine Schmerzen und kann seine Gesundheit erhalten. Hier liegt auch der Grund, warum ich mit vollem Selbstbewusstsein behaupten kann: »Ich bleibe gesund bis zum Tod.«

Vor dem Sterben spielen die von den Gehirnzellen abgesonderten inneren Sekrete eine große Rolle. Es geht um das bereits erwähnte Hormon β-Endorphin. β-Endorphin ist eine Art Neuropeptid, das vor allem von der Hypophyse produziert wird und für seine schmerzstillende Wirkung bekannt ist. Wenn man krank ist oder sich verletzt, wirkt es wie eine Art Betäubungsmittel und lässt Schmerzen oder Qualen verschwinden.

Wir wissen auch, dass dieses Hormon beim Herannahen des Todes in besonders großen Mengen ausgeschüttet wird. Das bedeutet, dass man am Ende des Lebens den Schmerzen und Qualen entgeht, auch wenn man an einer noch so qualvollen Krankheit leidet. Aber die Wirkung geht noch darüber hinaus, denn weil dieses Hormon ähnliche Wirkungen wie Morphine hat, gerät man sogar in eine ekstatische und fröhliche Stimmung. Dieses Ende kann man als paradiesischen Tod bezeichnen.

Allerdings geschieht das unter der Bedingung, dass die Gehirnzellen bis zuletzt normal arbeiten, denn nur so werden β-Endorphine in größeren Mengen sekretiert.

Deshalb ist es eine dringliche Aufgabe, die Aktivität der Gehirnzellen bis zum Augenblick des Todes aufrechtzuerhalten. Gleichzeitig vollenden wir die uns zugeteilte natürliche Lebensspanne, und so werden wir mit tiefer Befriedigung fühlen, dass wir unser Schicksal erfüllt haben. In einem solchen Zustand gibt es nichts, das am Tod zu fürchten wäre. Wir können uns auf die Reise machen, indem wir uns sagen: »Gut, dass ich geboren wurde, gut, dass ich gelebt habe.« Ein so ideales, leichtes Sterben kann uns der Sauerstoff schenken.

V. Im menschlichen Körper gibt es nichts Überflüssiges

Dankbarkeit

In diesem Kapitel möchte ich über Dinge schreiben, die mir außer der Methode in Bezug auf die Gesundheit im alltäglichen Leben wichtig sind. Da es sich um Fragen handelt, die mir immer wieder bei meinen Vorträgen gestellt werden, sind sie sicher auch für Sie von Interesse.

Die Methode wurde mit dem Ziel entwickelt, Menschen in die Lage zu versetzen nicht mehr krank zu werden. Deshalb dürfen Sie mir glauben, dass man mit ihrer Hilfe grundsätzlich fast allen Krankheiten vorbeugen und sie auch heilen kann. Indem man die Zellen stärkt, kann man jeden Krankheitsdämon besiegen. Im Alter von dreiundneunzig Jahren hatte ich die einmalige Gelegenheit, die beiden in ganz Japan berühmten alten Schwestern Kin (»Gold«) und Gin (»Silber«) zu treffen. Es kommt wirklich nicht alle Tage vor, dass ein über neunzigjähriger Mann zwei Frauen von über hundert begegnet. Was mich bei diesem fröhlichen Zusammentreffen am meisten beeindruckte, waren die Worte der Dankbarkeit, die Frau Kin zum Abschied äußerte. Bei der Praxis des rechten Denkens innerhalb der Methode habe ich selbst die Wichtigkeit der Dankbarkeit betont. Als ich Kins Worte hörte, wurde mir das erneut bewusst. Wahrscheinlich haben die beiden Schwestern auch deshalb so lange gelebt, weil sie bis zuletzt dankbar geblieben sind. Nicht nur mir, sondern auch den vielen Menschen, die ihnen begegnet sind, haben sie dieses Gefühl der Dankbarkeit vermittelt. Natürlich war diese Begegnung für mich ein Anlass, meinerseits dankbar zu sein.

Jeder kann hundert werden

Nicht nur für die Schwestern Kin und Gin, sondern für alle Menschen, die ein langes Leben genießen, gilt, dass sie gute Gene haben. Mir ist nämlich nicht zu Ohren gekommen, dass die beiden alten Schwestern eine Atemtechnik praktiziert hätten. Außerdem erweckten sie nicht den Anschein, als hätten sie sich bemüht, bewusst das Gefühl der Dankbarkeit zu pflegen. Wahrscheinlich wurden sie mit großartigen Zellen und einer wunderbaren Physis in diese Welt geboren und haben in ihrem Leben das Beste aus diesen Gaben gemacht.

Doch Menschen, die nicht mit ähnlich guten Genen geboren wurden, werden wohl nicht so gesund und so lange wie Kin und Gin leben. Und sie werden wohl auch nicht mit jenem natürlichen Gefühl der Dankbarkeit durchs Leben gehen können. Oder?

Bin ich nicht der lebende Beweis dafür, dass man auch unter völlig entgegengesetzten Voraussetzungen wie Kin und Gin ein langes Leben genießen kann? Bei mir war das Material alles andere als gut, und wenn man es mit Eisen vergliche, dann könnte man sagen, dass das Erz von schlechter Qualität war. Und trotz aller Bemühungen und meines Trainings bin ich schließlich nur ein eiserner Teekessel geworden. Doch jetzt im Alter von über hundert kann ich mich mit einem ansehnlichen Schwert vergleichen – kein berühmtes, aber eines, das ganz ordentlich schneidet.

Die meisten von Ihnen werden wohl kaum wie die Schwestern Kin und Gin mit goldenem und silbernem Material geboren worden sein. Aber selbst wenn Sie bei Geburt nur mit normalen Gaben ausgestattet wurden, haben Sie die Möglichkeit, sich mit Hilfe der Methode in ein hochwertiges Schwert zu verwandeln. Sie haben sogar die Chance, noch länger als Kin und Gin zu leben. Wenn Sie unter sechzig sind, gibt es keinen Grund, warum Sie nicht mein Alter erreichen sollten.

An früherer Stelle habe ich geschrieben, dass der Mensch mindestens bis hundert leben kann. Auf diese Zahl kommt man, wenn man von zwanzig als dem Alter ausgeht, von dem an die Zahl der Gehirnzellen abnimmt, und diese Zahl mit fünf multipliziert. Inzwischen habe ich selbst dieses Alter überschritten und bin davon überzeugt, dass der Mensch in Wirklichkeit die Gabe hat, hundertachtzig oder zweihundert Jahre zu leben.

Mundgerechte Nahrung

In meinem Alter werde ich oft gefragt: »Was essen Sie normalerweise?« Darauf erwidere ich im Allgemeinen: »Womit nehmen Sie denn die Nahrung zu sich?« Natürlich essen wir Menschen mit dem Mund. Deshalb sollten wir den Mund beobachten, denn die für den menschlichen Körper am besten geeignete Nahrung sind die Dinge, die sich für unseren Mund eignen.

Im menschlichen Körper gibt es nichts Überflüssiges, und das gilt auch für den Mund. Es ist doch natürlich, davon auszugehen, dass der Mund in passender Weise konstruiert ist, um Nahrungsmittel aufzunehmen. Der Mund des Menschen ist so gebaut, dass man zuerst mit den Schneidezähnen die Nahrung abbeißt, um sie dann mit den Backenzähnen zu kauen und zu zermahlen. Das bedeutet, dass sich dafür am besten eine hauptsächlich aus Getreide und Gemüse bestehende Nahrung wie für pflanzenfressende Tiere eignet.

Dagegen sind die Zähne von Fleischfressern spitz und scharf, denn sie sind dafür geeignet, Tiere zu fressen und Fleisch von den Knochen zu reißen. Natürlich hat der Mensch auch Eckzähne, die aber nur so scharf und spitz sind, dass man damit vielleicht einen Faden durchbeißen kann. Auf keinen Fall eignen sie sich dazu, Fleisch abzureißen.

In anderen Worten, alle Tiere ernähren sich ausschließlich von solchen Dingen, für die ihr Mund gemacht ist.

Denn sie sind nicht wie der Mensch in der Lage, die Nahrung mit verschiedenen Werkzeugen zu verarbeiten. Für den menschlichen Körper wäre also ein natürliches Ernährungsverhalten gut, aber nicht in dem engen Sinn von Naturkost.

Meine Ernährung zeichnet sich dadurch aus, dass ich fast kein Fleisch und keinen Fisch, sondern hauptsächlich Naturreis und Gemüse verzehre.

Aber ich bin dabei nicht so empfindlich, wie Sie vielleicht denken. In Wirklichkeit mag ich Süßes sehr gern. Als ich mich in der Studentenzeit noch selbst verpflegte, war meine Ernährungsweise chaotisch, denn meine Nahrung bestand damals zum Beispiel aus Reiskuchen mit süßem Bohnenmus und einer halben Portion Tofu. Selbst heute greife ich – wenn auch innerlich widerstrebend – zu, wenn mir etwas Süßes angeboten wird. Das ist natürlich kein Essverhalten, das ich Ihnen empfehlen möchte.

Wie bereits erklärt, arbeitet der ausreichend mit Sauerstoff versorgte Darm normal und ist so in der Lage, gute Dinge aufzunehmen und schlechte auszuscheiden. Wer zu viel über Ernährungslehre weiß, macht sich nervös mit Gedanken wie: »Das darfst du nicht essen« oder »Das ist schlecht für meinen Körper«. Stattdessen hat es auf den Körper einen besseren Einfluss, wenn man sich sagt: »Ich will mit Genuss etwas Leckeres essen.« Dabei sollten wir uns bewusst machen, dass eine solche positive Einstellung auch das Gefühl der Dankbarkeit in sich trägt.

Lebendiger Naturreis als Hauptnahrung

Ich bin kein Fachmann für Ernährungslehre und deshalb beabsichtige ich nicht, ins Detail zu gehen. Nur über meine tägliche Hauptnahrung Naturreis möchte ich etwas sagen. Sie haben sicher oft gehört, dass Naturreis gut für die Gesundheit ist oder sein soll. Das liegt daran, dass im Naturreis zahlreiche für den Körper notwendige Stoffe enthalten sind. Tatsächlich enthält Naturreis Stärke, Proteine, Fette, Vitamin B_1 und Vitamin E. Dazu kommen die so genannten Faserstoffe, also Pflanzenfasern, die in jüngster Zeit das Interesse der Wissenschaft auf sich gezogen haben. Aber wichtig sind dabei nicht irgendwelche theoretischen Kenntnisse, denn unabhängig von unserem Wissen oder Nichtwissen ist Naturreis gut für die Gesundheit.

Der Grund dafür ist, dass im Naturreis Leben steckt. Indem man ihn schält und die dabei anfallende Reiskleie entfernt, wird aus Naturreis polierter weißer Reis. Den sollten Sie einmal in einer Ecke Ihres Gartens säen. So lange Sie auch warten mögen, er wird nicht keimen. Das liegt daran, dass im weißen Reis kein Leben ist. Wenn man dagegen Naturreis sät, wird er ordentlich keimen, denn er ist lebendig. Was ich Ihnen hier erkläre, ist nichts Schwieriges. Es ist einfach für die Gesundheit besser, etwas zu essen, das Leben enthält, als etwas, dem man die Lebendigkeit genommen hat.

Meiner Meinung nach ist lebendiger Naturreis – wie auch

der Mensch – ein Universum im Kleinen. So wie es im Universum, im menschlichen Körper oder im Leben absolut nichts Überflüssiges gibt, so gibt es auch im Naturreis nichts Überflüssiges. Das, was im Naturreis den höchsten Nährwert und die größte Bedeutung hat, ist der weiße Anteil. Im Unterschied zum weißen Reis ist aber beim Naturreis die Schale dabei. Auch diese Schale enthält nichts Überflüssiges. Ich denke, dass der weiße Anteil, der vor allem aus Stärke und anderen Bestandteilen besteht, dazu dient, für eine gute Verdauung und Resorption zu sorgen. Im letzten Kapitel habe ich ausführlich über die Rolle der Gehirnzellen geschrieben. Wenn man Naturreis mit dem menschlichen Körper vergleicht, so könnte man sagen, dass seine Schale dem menschlichen Gehirn entspricht und daraus auch endorphin-ähnliche Sekrete abgesondert werden. Das bedeutet, dass auch im Naturreis eine Wahrheit steckt, die über die wissenschaftlich nachweisbaren Inhaltsstoffe hinausgeht.

Was den Verzehr von Naturreis angeht, so haben die Japaner ein großes Problem, denn sie meinen wohl alle, Naturreis schmecke nicht. Ich selbst habe immer Naturreis gegessen, seit ich 1931 meine Klinik in Tokio eröffnet habe. Ehrlich gesagt fand auch ich den Naturreis damals nicht lecker, denn ihm fehlte eine gewisse Klebrigkeit, und er schmeckte zu trocken. Es gab noch keine so leistungsfähigen Reiskocher oder Dampftöpfe wie heute, und es war ziemlich schwierig, Naturreis so zu kochen, dass er schmeckte.

Tatsächlich habe ich oft neue Zubereitungsmethoden ausprobiert und dabei auch Pech gehabt. Einmal flog der Deckel des Dampftopfs, in dem gerade Naturreis kochte, mit lautem Knall in die Luft, und die ganzen Reiskörner spritzten an die Küchendecke.

Doch mit der technischen Entwicklung bei den Reiskochern und Dampftöpfen wurde es endlich möglich, Naturreis so schmackhaft zuzubereiten, dass die Körner voll und klebrig waren und umso süßer schmeckten, je länger man sie kaute. Naturreis wurde so lecker, dass man sich nichts Köstlicheres vorstellen kann. Wer behauptet, er würde nicht schmecken, hat meiner Ansicht nach einen seltsamen Geschmack.

Übrigens ist der Geschmack der modernen Menschen, mit Verlaub gesagt, etwas seltsam. Denn sie neigen dazu, schlecht schmeckende Dinge gezielt für lecker zu erklären und dann zu verzehren. Deshalb wird Naturreis für sie wohl immer schlecht schmecken.

Die Zähne stärken

Im Zusammenhang mit dem Thema Ernährung möchte ich auch über meine Zähne schreiben, denn das wird Sie bestimmt in Erstaunen versetzen. Tatsächlich habe ich bis auf zwei Backenzähne im linken Unterkiefer noch genau dreißig eigene Zähne, darunter auch vier Weisheitszähne. Ein

Blick in die Statistiken des Jahres 1994 zeigt, dass Japaner im Alter von zweiundsechzig im Durchschnitt noch zwanzig eigene Zähne haben. Mit über achtzig verringert sich diese Zahl auf fünf. Doch bei mir sind mit vierundneunzig noch dreißig Zähne übrig. Selbst für mich ist das ein Wunder, denn ich liebe doch Süßigkeiten, und die sind bekanntlich schlecht für die Zähne. Was die Zahnpflege angeht, so gab es früher in Japan noch nicht die Gewohnheit, sich regelmäßig die Zähne zu putzen. Man hatte nicht wie heutzutage eine große Auswahl von Zahnpasten, -pulvern und -bürsten zur Verfügung. Wenn ich mich recht entsinne, so hat sich die regelmäßige Zahnpflege erst seit den dreißiger Jahren eingebürgert. Als Kind habe ich mir lediglich mit einer einfachen Bürste die Zähne gereinigt und den Mund mit Wasser ausgespült. Auf dem Land verwendete man manchmal auch Salz zum Zähneputzen.

Wie gesagt kam ich mit schlechter körperlicher Ausstattung zur Welt. So war natürlich auch mein Zahnmaterial nicht gut. Weil ich als Kind unter Mangelernährung litt, habe ich meine Milchzähne sogar früher verloren als andere. Natürlich habe ich heute die Gewohnheit, mir nach den Mahlzeiten die Zähne zu bürsten. Einmal im Jahr lasse ich mir vom Zahnarzt den Zahnstein entfernen. Mehr tue ich im Allgemeinen nicht für meine Zähne. Ich selbst kann mir nicht recht erklären, warum sie in so phantastischem Zustand sind, doch könnte ich mir denken, dass die folgenden drei Punkte dabei eine Rolle spielen.

Erstens neige ich nicht zu Karies, weil ich hauptsächlich Naturreis und Gemüse esse. Das brauche ich nicht näher zu erklären. Zweitens habe ich eine spezielle Gewohnheit, die ich gleich nach dem Ende des Zweiten Weltkriegs angenommen habe: Nach jeder Mahlzeit kaue ich Kiefernnadeln. Jedes Mal, wenn ich auf dem Golfplatz war, nehme ich Kiefernnadeln mit nach Hause. Nach dem Essen breche ich eine Doppelnadel in drei Teile und kaue sie so lange, bis der Geschmack verschwindet und sie so weich wie Kaugummi ist. Diese Nadeln haben wahrscheinlich Inhaltsstoffe, die sich positiv auf die Zähne auswirken. Natürlich kann ich diese Wirkungen nicht erklären, aber wenn Sie es ausprobieren möchten, so lohnt es sich bestimmt. Allerdings möchte ich darauf hinweisen, dass sich die Nadeln der japanischen Rotkiefer (*akamatsu*) nicht zum Kauen eignen, weil sie etwas zu weich sind. Drittens brauche ich wohl nicht zu erklären, dass dabei auch die Methode eine wichtige Rolle spielt. Allerdings sind mir auch hier die ursächlichen Zusammenhänge nicht klar. Doch wenn man davon ausgeht, dass die Methode im ganzen Körper für gute Gesundheit sorgt, dann bilden die Zähne da offensichtlich keine Ausnahme.

Gehirn und Zahnstellung

Während der Arbeit an diesem Buch erhielt ich eine Mitteilung von einem Zahnarzt, der sich für *die Methode* interessierte. Das war eine besondere Fügung des Schicksals. Anscheinend war er zu der Einsicht gelangt, dass er die grundlegenden Gesundheitsprobleme seiner Patienten nicht lösen konnte, wenn er sich nur um ihre Zähne kümmerte. Im Folgenden möchte ich die wesentlichen Punkte seiner Ausführungen und Folgerungen zusammenfassen:

»In jüngster Zeit ist in der Zahnmedizin das Problem der Zahnstellung, der so genannten Okklusion der oberen und unteren Zahnreihen, zu einem großen Thema geworden. Besonders bei der jüngeren Generation ist die Bissstellung schlecht, und weil die jungen Leute harte Nahrungsmittel nicht mehr kauen können, entwickelt sich der Kiefer nicht richtig. Aus diesem Grund hat die Zahl der Menschen, die Zahnspangen brauchen oder sich die Zahnstellung operativ korrigieren lassen, dramatisch zugenommen. Solche Korrekturen der Bissstellung werden ausnahmslos mittels chirurgischer Maßnahmen vorgenommen. Kann man das denn wirklich als gründliche Therapie bezeichnen?

Die Zähne, einschließlich des Kiefers, sind aber nicht einfach nur da, um die Nahrung zu zerkleinern, sondern sie spielen eine wichtige Rolle beim Gleichgewicht von Kopf und Körper. Der Kopf des Menschen ist relativ schwer. Er wird von der Wirbelsäule getragen, und so wie ein Becher auf einen Stift gesetzt wird, so sitzt der Schädel auf der Wirbelsäule. Deshalb befindet sich der Kopf sozusagen in einer wackligen Position. Doch Kiefer und Zähne sorgen hier für ein Gleichgewicht.

Wenn die Bissstellung (inklusive Prothesen) schlecht wird, geraten Schädel oder Wirbelsäule durch das Gewicht des Kopfes in eine schiefe Position. Das führt dazu, dass die Balance des ganzen Körpers schlecht wird und sich verschiedene Symptome wie steife Schultern oder Kopfschmerzen zeigen. Vermutlich hat das noch weitere Auswirkungen auf den Körper. Tatsächlich kommt es manchmal vor, dass alte Menschen in dem Moment, da man ihnen eine Prothese mit einer schlecht regulierten Bissstellung einsetzt, plötzlich hinfallen. Und es gibt eine nahezu endlose Zahl von Fällen, bei denen sich die Gesamtkonstitution nach dem Ziehen von Weisheitszähnen veränderte.

Außerdem lässt natürlich die Bisskraft nach, wenn die Zahnstellung schlecht ist. Wenn der Biss schwach ist, hat das negative Auswirkungen auf den Blutkreislauf und die Aktivität der Gehirnzellen. Untersuchungen belegen, dass Menschen ohne Zähne schneller senil werden. Das zeigt, dass das Kauen den gesamten Körper beeinflusst.

Deshalb ist das Problem der Zahnstellung keine oberflächliche Frage, die man durch einfache chirurgische Maßnahmen wie Abschleifen, Zähneziehen oder Zahnspangen lösen könnte. Ich frage mich, ob es sich nicht um ein grundlegenderes Problem handelt. Folglich bin ich der Meinung, dass die von Ihnen, Dr. Shioya, entwickelte Atemtechnik großen Einfluss auf die grundlegende Zahngesundheit einschließlich der Bissstellung haben könnte.«

Da ich kein Fachmann für Zahnmedizin bin, kann ich die Sache nicht theoretisch erörtern; aber ich meine, eine plausible Erklärung gefunden zu haben. Ich denke zum Beispiel, dass das Problem der Zahnstellung nicht nur die Zahnwurzeln und den Kiefer betrifft.

Warum sollte es in den Gehirnzellen nicht ein Bewusstsein und eine Kraft für die richtige Zahnstellung geben? So wäre es durchaus denkbar, dass man eine optimale Zahnstellung erreichen kann, wenn man den Gehirnzellen genügend Sauerstoff und Nährstoffe zuführt. In diesem Punkt habe ich große Erwartungen im Hinblick auf künftige Forschungen.

Es ist eine Tatsache, dass das Kauen einen großen Einfluss auf die Gehirnzellen ausübt. Leute wie ich, die noch ihre eigenen Zähne haben, essen auf jeden Fall gerne harte Nahrungsmittel. Gutes Kauen kann den Verdauungsorganen die Arbeit erleichtern und positive Reize ans Gehirn senden. Es stimmt mich hoffnungsvoll, dass sich hier ein Zahnarzt zu Wort gemeldet hat, der die menschliche Gesundheit aus verschiedenen Blickwinkeln betrachtet.

Die positive Wirkung kalten Wassers

Eine Gesundheitsmethode, die ich selbst praktiziere, aber nicht unbedingt empfehlen möchte, sind kalte Güsse. An heißen Sommertagen, aber auch an den kältesten Wintertagen übergieße ich mich morgens gleich nach dem Aufstehen und abends nach dem Bad mit kaltem Wasser. Das ist mir schon seit Jahrzehnten zur täglichen Gewohnheit geworden, aber seit meinem vierundachtzigsten Geburtstag mache ich es nur noch nach dem abendlichen Bad. In meinem Golfclub gibt es ein Kaltwasserbecken, in das ich jedes Mal nach dem Spielen eintauche.

Warum ist das nicht jedem zu empfehlen? Erstens, weil man sich dabei erkälten könnte. Die Erkältung gilt als Ursache von zehntausend Krankheiten. Es ist immer möglich, dass die Zellen in punkto Funktionalität und Immunstärke nicht ausreichen. Wenn Sie sich dann plötzlich mit kaltem Wasser übergießen, kann das unangenehme Folgen haben. Zweitens sind kalte Waschungen für Personen mit Herzbeschwerden noch riskanter. Denn wenn sich die Blutgefäße plötzlich zusammenziehen, wird das Herz zusätzlich belastet. Für Menschen mit schwachem Herzen bedeuten kalte Waschungen fast eine Art von suizidalem Verhalten. Sie sollten das vor allem nicht an einem kalten Tag tun, denn das könnte im schlimmsten Fall sogar ihr Leben verkürzen.

Warum erwähne ich dann trotzdem die positiven Wirkungen kalter Waschungen? Weil es sich dabei eben dennoch um eine recht effektive Methode handelt, die Zellen zu stärken. Ich möchte Ihnen damit einen Gesundheitstipp geben, aber natürlich müssen Sie Ihren Gesundheitszustand, Ihre physische Kraft und Ihre Kondition prüfen und die für Sie passenden Methoden selbst finden.

Beim Kontakt mit kaltem Wasser ziehen sich die Blutgefäße zunächst zusammen, um sich danach wieder zu erweitern, was insgesamt den Blutkreislauf verbessert. Das merkt man daran, dass nach einer kalten Dusche der Körper wohlig warm wird, weil das Blut überallhin fließt. Außerdem kann man so tatsächlich spüren, dass im Blut genügend Sauerstoff und Nährstoffe transportiert werden.

Für mich sind kalte Waschungen überdies so etwas wie ein psychisches Training. Auch wenn ich noch so gesund sein mag, so gibt es für einen alten Körper von über hundert auch harte Tage. Wenn das längere Zeit andauert, kann es sogar ziemlich erschöpfend werden. Um solche Stimmungstiefs auf einen Schlag zu vertreiben, übergieße ich mich kurz entschlossen mit kaltem Wasser. »Heute erst recht!«, denke ich mir dann, und das hebt ganz einfach meine Moral. Wahrscheinlich sondern meine Gehirnzellen in solchen Momenten große Mengen von Sekreten ab.

Mein Beispiel soll natürlich nur Ihrer Information dienen. Denn jeder sollte die für ihn geeignete Gesundheitsmethode selbst herausfinden, seien es nun kalte Güsse, Trockenmassagen oder einfach nur Spaziergänge. Doch sollten Sie sich dabei bewusst machen, dass es sich letztlich nur um ergänzende Maßnahmen handelt.

Rückenschmerzen von innen heilen

In diesem Abschnitt wollen wir den Mechanismus einer konkreten Krankheit und die diesbezüglichen Wirkungen der Methode betrachten. Rückenschmerzen sind eine moderne Krankheit, unter der immer mehr Menschen leiden. Wenn man durch irgendeine japanische Stadt spaziert, fällt überall die erschreckend große Zahl der Schilder von Therapeuten auf, die Hilfe bei Kreuzschmerzen versprechen, wie Orthopäden, Chiropraktiker oder Akupunkteure. Und wenn man sich in einer Buchhandlung umschaut, bemerkt man bestimmt ein Buch über Rückenschmerzen und entsprechende Heilmethoden, auch wenn man eigentlich nicht danach sucht.

Das zeigt, wie verbreitet das Problem der Rückenschmerzen in der modernen Gesellschaft ist. Doch noch ernster ist, dass die Ursachen fast gänzlich ungeklärt sind. Manche Untersuchungen kommen zu dem Ergebnis, dass, abgesehen von äußeren Verletzungen und Deformierungen, die Ursachen für achtzig Prozent der Rückenschmerzen unbekannt sind. Und deshalb schreibt man sie den Folgen von Stress zu. Doch auch das ist ganz typisch für den modernen Menschen. Vor diesem Hintergrund wird verständlich, dass sich bis heute keine definitive Therapieform oder Gesundheitsmethode zur Heilung von Rückenschmerzen etabliert hat. Außerdem nimmt die Zahl der Fälle zu, bei denen sich die Beschwerden durch gewaltsame Behandlungsmethoden noch verschlimmern.

Aber auch im Fall von Rückenschmerzen ist ein Wandel der Einstellung nötig. Denn es genügt nicht, sich ausschließlich auf den Rücken zu fixieren. Kreuzschmerzen lassen sich nicht von Grund auf heilen, indem man den Lendenbereich nur äußerlich betrachtet, ihn mit irgendwelchen Mitteln einreibt oder streckt und dehnt.

Stellen Sie sich ein Haus vor, in das es hineinregnet, weil sein Fundament nicht in Ordnung und sein Hauptpfeiler verbogen ist. Reparaturarbeiten an der Außenwand oder am Hauptpfeiler wären da nichts weiter als punktuelle Notfallmaßnahmen. Auf Rückenschmerzen übertragen bedeutet das, dass das Fundament in Ordnung gebracht und der Hauptpfeiler gerade aufgerichtet werden muss. Das heißt, die Basis muss von innen gründlich in Ordnung gebracht werden: Wenn das Leck im Dach die Kreuzschmerzen sind, sind starke Zellen das Fundament, und eine gute Haltung von Rücken und Wirbelsäule entspricht dem Hauptpfeiler.

Die Methode ist eine Gesundheitstechnik, durch welche die Haltung von selbst ins Lot kommt. Deshalb ist sie die beste Therapie bei Rückenschmerzen. Kreuzschmerzen äußern sich in verschiedener Form, von einem Gefühl der Schwere in der Hüfte bis hin zu so starken Schmerzen, dass man nicht mehr aufstehen kann. Doch in den meisten Fällen kommt es dazu, weil zusätzlich zu einer schlechten Haltung die Zellen so schwach sind, dass jede Belastung als Stress empfunden wird. Abgesehen von den Notfällen, in denen man zu chirurgischen Maßnahmen greifen muss, lassen sich mit Hilfe der Methode alle möglichen Arten von Rückenschmerzen heilen. Ich selbst bin dafür der beste Beweis. Denn obwohl ich in jungen Jahren eine Trümmerfraktur in der Lendenwirbelsäule erlitten habe, kann ich bis heute normal gehen.

Ebenso wie Rückenschmerzen gelten Reizbarkeit und Schlafstörungen als moderne Beschwerdebilder. Da man ihre Ursachen nicht genau kennt, schreibt man sie fast ausnahmslos dem Stress zu. Doch der dabei ablaufende Mechanismus ist nicht verschieden von dem bei Kreuzschmerzen. Weil die Zellen geschwächt sind, empfindet man Stress, und weil man dem Stress unterliegt, zeigen sich körperliche Symptome wie Reizbarkeit und Schlaflosigkeit. Wenn man solchen Patienten immer wieder sagt: »Beruhigen Sie sich!« oder »Machen Sie sich keine Sorgen!«, hat das dieselbe Wirkung, als würde man gegen eine Wand reden.

Denn bei solchen Menschen arbeiten die Zellen nicht mehr richtig, ihre Funktionen und ihre Immunkraft sind geschwächt. Auch wenn sie noch so wunderbare Worte hören und noch so tolle Ratschläge bekommen mögen, so haben die Zellen nicht einmal mehr die Kraft, dies ernsthaft aufzunehmen und es in Lebensenergie umzusetzen. Wenn

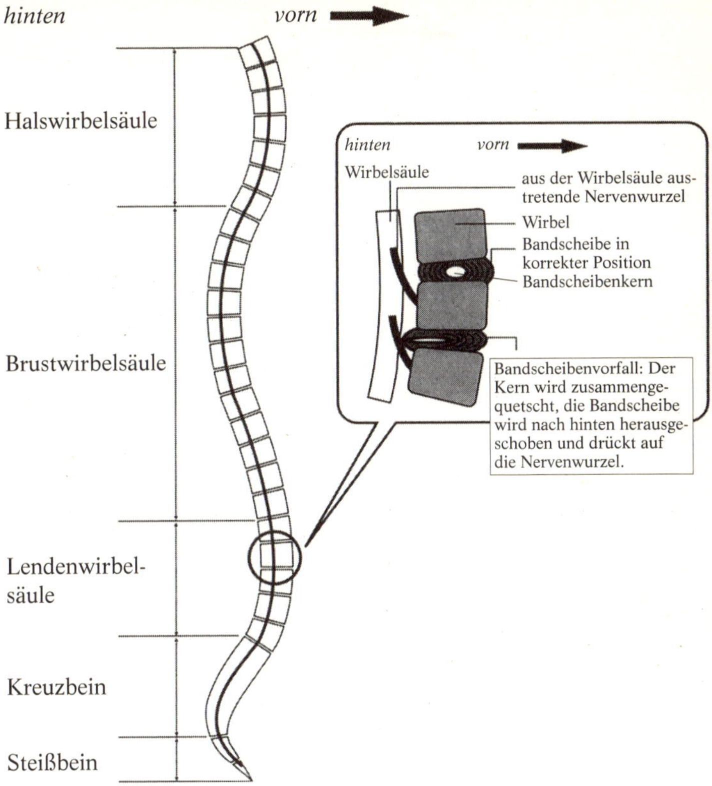

Abb. 14: Modell der Wirbelsäule und Bandscheibenvorfall (im Längsschnitt)

Die Wirbelsäule besteht von oben nach unten aus folgenden Abschnitten: Halswirbelsäule, Brustwirbelsäule, Lendenwirbelsäule, Kreuzbein und Steißbein. Zwischen den einzelnen Wirbelkörpern treten verschiedene Nervenstränge aus. Durch eine Verkrümmung der Wirbelsäule oder Bandscheibenprolaps wird Druck auf die Nervenwurzeln ausgeübt.

man Unmögliches von den Zellen verlangt, so geraten sie noch mehr in Stress, ermüden und werden weiter geschwächt. Hier kommt es darauf an, tief zu atmen und die Zellen so von Grund auf zu stärken.

Keine Angst vor schweren Krankheiten

Bei Menschen über vierzig und im höheren Alter sind Krebs (bösartige Tumoren), Herz- und Gefäßkrankheiten wie Durchblutungsstörungen an Herz und Gehirn die häufigsten Erkrankungen. Über die Wirkung der Methode bei Durchblutungsstörungen im Gehirn habe ich bereits im Zusammenhang mit Alzheimer und Senilität geschrieben. Mit ihrer Hilfe *der Methode* lassen sich diese Probleme gut verhindern und heilen. Deshalb möchte ich mich hier in erster Linie mit Krebs und Herzkrankheiten befassen.

Krebs ist weltweit eine der häufigsten Todesursachen, und viele von uns leben mit dem dunklen Gefühl, dass diese Krankheit nicht nur die anderen, sondern auch einen selbst befallen könnte. Schon im alten Ägypten gab es einen entsprechenden Ausdruck für Krebs. Man könnte sagen, dass der Umgang mit dieser Krankheit ein ewiges Thema der Menschheit ist.

Bei Krebs kommt es im Körper zu anormalem, ungeordnetem und unkontrolliertem Zellwachstum. Der menschliche Körper ist ein Gebilde aus sechzig Billionen Zellen, die im Normalzustand gut funktionieren. Durch defekte Zellen – wie Krebszellen – wird diese Ordnung gestört. Außerdem gelangen Krebszellen durch Blut- und Lymphgefäße in andere Organe und Gefäße und vermehren sich dort. Was die Ursachen und die Ausbreitung von Krebs angeht, möchte ich den gängigen wissenschaftlichen Theorien nichts hinzufügen. Allerdings ist mir aufgefallen, dass sich fast niemand mit dem Zusammenhang zwischen dem Zustand der Zellen und Sauerstoff befasst.

Mit gewöhnlicher Atmung lassen sich nicht alle Zellen ausreichend mit Sauerstoff versorgen. Meiner Meinung nach ist das der Grund für die Entstehung von Krebszellen. Diese Hypothese möchte ich erklären.

Fest steht, dass der Sauerstoff für sechzig Billionen Zellen nicht ausreicht. Es dürfte kaum genug Sauerstoff in gleicher Konzentration für alle Zellen geben. Nun wollen wir der Sauerstoffmenge, die für alle Körperzellen ausreicht, beispielsweise den Wert von hundert Einheiten geben. Ich gehe davon aus, dass bei normaler Atmung nur zehn Einheiten Sauerstoff aufgenommen werden können. Das bedeutet, dass dann alle sechzig Billionen Zellen in gleicher Weise nur ein Zehntel erhalten. Um ein extremes Beispiel zu geben, könnte man sich alternativ vorstellen, dass die Leberzellen allen Sauerstoff aufnehmen, während die Herzzellen überhaupt nichts bekommen. Genauso gut ist es denkbar, dass unter den gleichen Herzzellen einige alles erhalten, während andere leer ausgehen. Das wäre ein verzweifelter Zustand, in dem nicht nur Sauerstoff generell knapp wäre, sondern sogar Zellen des gleichen Verbands sich gegenseitig den mangelnden Sauerstoff rauben.

Bei Krebszellen handelt es sich um defekte Zellen, die in einem geordneten Zellverband entstanden sind. Je nach Sauerstoffversorgung variieren ihre Funktionalität, Widerstandskraft und Lebensdauer. Dieses Ungleichgewicht dürfte dann wiederum zur Entstehung defekter Zellen führen. Bei Zellen mit Sauerstoffmangel kann man sich das durchaus vorstellen.

In der Krebstherapie hieß es lange Zeit, dass es außer Früherkennung und Behandlung im Frühstadium keine sinnvollen Maßnahmen gebe. Auch chirurgische Eingriffe wurden als notwendig erachtet. Aber in jüngster Zeit sind Therapieformen, bei denen man sich auf die Stärkung der Immunkraft konzentriert und auf Operationen verzichtet, in den Mittelpunkt des Interesses gerückt. Was kann man tun, um die Immunität zu stärken? Dies gelingt, indem man den Zellen genügend Sauerstoff und Nährstoffe zuführt. Ich kenne einige Menschen, die schon an Krebs litten und denen es durch die Praxis der Methode gelungen ist, das Wachstum der Krebszellen zu stoppen und die Zahl der Krebszellen zu reduzieren.

Zu Herzkrankheiten lässt sich im Prinzip dasselbe sagen. Wenn genügend Sauerstoff und Nahrung zur Verfügung stehen, behalten Herz und Gefäße ihre Elastizität, und man braucht nicht zu befürchten, dass sie sich verhärten.

Die wahre Natur der Osteoporose

In letzter Zeit ist die Osteoporose zu einem viel diskutierten Thema geworden. Osteoporose tritt im Allgemeinen im Alter auf. Dabei schwindet die Knochenmasse, die Knochen werden rau und brüchig, und der wichtige Knochenbestandteil Kalzium fällt aus. Das kann dazu führen, dass die Hüfte krumm wird und Knochen leicht brechen. Besonders Frauen sind davon betroffen; bei ihnen werden die Knochen im Alter fast ausnahmslos brüchig.

Das kann man tatsächlich auf dem Röntgenbild sehen. Von Osteoporose befallene Knochen sehen so durchlöchert wie Bimsstein aus. Zur Vorbeugung wird empfohlen, kalziumhaltige Lebensmittel wie Milch, Algen oder kleine Fische zu verzehren. Im Gegensatz dazu meine ich, dass man damit nur eine schwache Wirkung erzielt, die aber zur Vorbeugung nicht ausreicht. Das heißt, Osteoporose entsteht nicht durch Kalziummangel, sondern das Problem liegt in den Knochen selbst. Einfach gesagt ist die Ursache der Osteoporose darin zu suchen, dass die Knochen nicht mehr in der Lage sind, Kalzium in ausreichender Menge aufzunehmen, und es schließlich immer mehr verlieren. Deshalb kann man hier so viel Kalzium zuführen, wie man will; wenn die Knochen selbst nicht in Ordnung sind, fällt es eben aus.

Auch Osteoporose lässt sich mit Hilfe der Methode zu hundert Prozent besiegen. Das möchte ich im Folgenden konkretisieren. Im menschlichen Körper gibt es nichts, was nicht aus Zellen besteht. Das gilt auch für die Knochen. Deshalb reicht es aus, die Knochenzellen zu stärken.

Ein wichtiges Merkmal der Knochen ist ihre Fähigkeit, Kalzium zu assimilieren. Knochen kann man mit einem Klebeband vergleichen –, so sind die Knochenzellen in der Lage, Kalzium an sich zu binden. Wenn die Knochenzellen altern, lässt diese Fähigkeit nach wie bei altem Klebeband. Deshalb sollte man die Assimilationskraft der Knochenzellen unterstützen und regenerieren. Denn nur auf diesem Weg ist es möglich, Osteoporose zu verhindern oder zu heilen. Um das zu erreichen, gibt es keine andere Methode, als die Zellen ausreichend mit Sauerstoff und Nährstoffen zu versorgen.

Die Knochenzellen haben noch eine weitere Eigenschaft: Sie sterben irgendwann ab. Was aber Knochenzellen von Muskel- oder Hautzellen unterscheidet, ist Folgendes: Wenn Knochenzellen absterben, werden zum Ersatz andere Knochenzellen in Bewegung gesetzt, doch dieser Fluss kommt nur langsam in Gang, deshalb werden die Knochen in der Anfangsphase der Osteoporose dünn und ziemlich leicht. Die Transportfunktion kommt bei jungen Menschen schnell in Gang. Doch wenn die Knochen altern, geht das alles recht langsam. Wenn die Knochenzellen noch erschöpfter sind, bewegt sich zuletzt gar nichts mehr und die Transportfunktion kommt zum Erliegen. Das Ergebnis sind durchlöcherte Knochen. Als grundlegende vorbeugende Maßnahme dürfte nichts besser wirken als die Methode. Sauerstoff verlangsamt die Alterung der Knochenzellen und stoppt das Nachlassen der Transportfunktion.

Für Knochen gilt, im Unterschied zu Muskeln, dass man sie mit Hilfe äußerer Kraft kaum trainieren kann. Um die Knochen zu stärken, gibt es keine andere Methode, als die Knochenzellen zu aktivieren. Das bedeutet, ihre Assimilationsfähigkeit für Kalzium zu trainieren und die Transportfunktion so zu stärken, dass andere Zellen sich sofort in Bewegung setzen, sobald eine Knochenzelle abstirbt. Die grundlegende Vorbeugungsmaßnahme besteht also darin, die Zellen von innen her durch Zufuhr von Sauerstoff zu stärken.

Eltern und Kinder

Ein Problem, das es im Zusammenhang mit der Überalterung der Gesellschaft zu erörtern gilt, ist der Kindermangel. Mit der wachsenden Zahl alter Menschen, die sich nicht selbst versorgen können, nimmt die Zahl der jungen Menschen ab, welche die Alten stützen könnten. Zweifellos wird sich dieses Problem in Zukunft noch verschärfen. Mit Hilfe der Methode können alte Menschen ohne fremde Hilfe leben, ihre Produktivität bewahren und mit ihrem Wissen und ihrer Erfahrung einen gesellschaftlichen Beitrag leisten. Die meisten Probleme alter Menschen lassen sich mit der Methode lösen.

Beim Problem des Kindermangels, das allen fortschrittlichen Nationen Kopfzerbrechen bereitet, lassen sich verschiedene Ursachen anführen. So heiraten zum Beispiel Frauen mit höherer Bildung später, während gleichzeitig die Zahl der wirtschaftlich selbstständigen berufstätigen Frauen zunimmt. Ein weiterer Grund ist die wachsende Zahl unverheirateter Menschen. Ferner sind in diesen Ländern die Lebenshaltungskosten hoch; in der Familie und im Erziehungsbereich zeigen sich Verfallserscheinungen wie Schikane, Gewalt und zunehmende Jugendkriminalität. Ferner lassen die Erziehungsbedingungen für die Mütter viel zu wünschen übrig, denn es gibt zu wenig Tagesstätten und nicht genug Erziehungsurlaub.

Was mir aber am meisten Sorgen bereitet, ist die Frage, ob sich nicht eine Richtung der Evolution ihrem Ende nähert. Dabei handelt es sich keineswegs um ein individuelles, gesellschaftliches oder nationales Problem, sondern mich beschäftigt die Frage, was aus der ganzen Menschheit und der ursprünglichen Evolution der Lebewesen wird, wenn wir keine nachfolgende Generation mehr hinterlassen. Natürlich nimmt die Bevölkerungszahl der Erde insgesamt zu. Aber meine Befürchtungen sind vielleicht nicht so verkehrt, wenn man die Risiken der in Zukunft zu erwartenden Ernährungsprobleme oder die zunehmende Tendenz zu einem rein ökonomisch orientierten Denken bedenkt, bei dem jeder seine Befriedigung in materiellem Besitz sucht.

Liegen die Gründe für eine solche Entwicklung nicht

darin, dass sich das moderne Leben immer mehr von der Natur entfernt hat? Mit Natur meine ich hier keinesfalls ein Leben in der freien Natur, sondern unser seelisch-geistiges Wesen. Meiner Ansicht nach hat sich der moderne Mensch in dieser Hinsicht weit von seiner ursprünglichen Natur entfernt.

Was bedeutet also ein natürliches Leben? Es bedeutet, einfach gesagt, dass Mann und Frau, Eltern und Kinder ihre jeweilige Bestimmung als Teil der Menschheit und aller Lebewesen erkennen. Im Zellbereich haben wir festgestellt, dass der normale, natürliche Zustand durch die ausreichende Versorgung mit Sauerstoff und Nahrung gekennzeichnet ist. Wenn man ein Leben führt, ohne seine Bestimmung zu kennen und zu bewahren, kann man die Lungen nicht ganz mit Sauerstoff füllen. Weil der Mensch aus Stolz seine eigene Bestimmung vergisst oder verwirft, wird es für ihn unmöglich, seinen Körper mit Sauerstoff zu füllen. Nicht seiner Natur entsprechend zu leben, ist ein unvernünftiger, verkehrter Zustand, der selbstverständlich auch zu seelischen und körperlichen Verzerrungen führt.

Was das Problem der Unfruchtbarkeit trotz Kinderwunsches angeht, so lässt es sich mit Hilfe der Methode ganz einfach lösen. Falls die Ursache der Unfruchtbarkeit auf der Seite des Mannes liegt, kommt es häufig nicht zur Befruchtung des Eis, weil die Aktivität der Spermien zu schwach ist, obwohl ihre Gesamtzahl ausreicht. Das bedeutet, nicht die Zahl der Spermien hat abgenommen, sondern bei gleicher

Gesamtzahl hat die Zahl derjenigen zugenommen, deren Bewegung träge geworden ist. Welche Spermazellen sind erfolgreicher bei der Befruchtung – diejenigen mit einer Aktivität von hundert oder diejenigen mit einer Aktivität von dreißig Prozent? Das dürfte leicht vorherzusehen sein. Das Sperma besteht natürlich aus einzelnen Zellen. Es wäre in Ordnung, wenn alle beteiligten Zellen normal funktionierten – die Spermazellen natürlich, die Zellen, die für die Produktion der Spermien zuständig sind, und auch die Gehirnzellen, in denen der Fortpflanzungstrieb angesiedelt ist. Wenn sie nicht normal arbeiten, befinden sie sich in einem Zustand, in dem sie nicht ausreichend mit Sauerstoff und Nährstoffen versorgt werden.

Bei den Eizellen handelt es sich ebenfalls um Einzelzellen, über die sich dasselbe sagen lässt. Keine Kinder zu bekommen, hängt einfach damit zusammen, dass die Sauerstoff- und Nahrungsversorgung nicht normal und ausreichend ist, und nicht mit Anomalien von Spermien und Eizelle. Wenn man die Zellfunktionen reguliert, indem man genug Sauerstoff und Nahrung zuführt, werden Paare mit Kinderwunsch bestimmt mit Nachwuchs gesegnet.

Ein weiteres Problem in der modernen Gesellschaft sind die späten Schwangerschaften, und auch in diesem Punkt erweist sich die Methode als wirkungsvoll. So sind zum Beispiel die Zellen eines Säuglings mit einer zwanzigjährigen Mutter und eines mit einer vierzigjährigen Mutter deutlich verschieden. Natürlich sind die Zellen des ersteren jünger, und man könnte sagen, dass da ein Unterschied von zwanzig Jahren besteht. Deshalb ist ein Säugling seelisch, geistig und natürlich auch körperlich umso gesünder, je jünger seine Mutter ist. Wenn eine Vierzigjährige allerdings die Methode praktiziert, ist sie in der Lage, ein Kind zu gebären, dessen Zellen nicht verschieden von denen des Kindes einer Zwanzigjährigen sind. Nein, sie kann sogar ein Kind mit stärkeren Zellen bekommen.

In jüngster Zeit gibt es in Japan einen Trend, schon kleine Kinder im Kindergartenalter regelmäßig in Paukschulen zu schicken und sie zum Lernen zu zwingen. »Wenn du dumm bist, dann liegt es an mangelndem Fleiß.« »Wenn du nicht fleißiger lernst, kommst du nicht in eine gute Uni oder Firma.« Mit derartigen Sprüchen schieben Eltern und Erwachsene die Verantwortung einseitig auf die Kinder ab. Es ist bedauerlich, dass es so viele Eltern gibt, die so wenig von den natürlichen Gaben ihrer Kinder wissen.

Auch dieses Problem lässt sich lösen, wenn die Eltern die tiefe Atmung üben. Sind sie gesund, werden auch ihre Kinder gesund geboren. Und sind die Kinder gesund, dann sind sie auch gescheit, ohne dass man sie zum Lernen zwingen muss. Gesunde Eltern werden auf keinen Fall auf die unnatürliche Idee kommen, ihre Kinder schon von klein auf regelmäßig auf Paukschulen zu schicken. Sondern sie werden ernsthaft über die Zukunft ihrer Kinder nachdenken und ihnen die richtigen Ratschläge geben können. Wenn Eltern sich nicht elterngemäß verhalten, verhalten sich auch

Kinder nicht kindgemäß. Gewalttätigkeit, Lustlosigkeit, Gefühlskälte, Vernachlässigung… das alles zeugt von zunehmender seelischer Verarmung.

Beziehungen, bei denen Eltern und Kinder ihre Pflichten vernachlässigen, lassen sich zweifellos durch die tiefe Atmung verbessern. Wenn Eltern ihren Stolz als Eltern bewahren und Kindern gegenüber als gesunde Eltern auftreten, gewinnen die Kinder ihre ursprüngliche Kraft zurück und werden gesund. Dann wird auch die Gesellschaft wieder gesund. Deshalb sollten die Eltern anfangen, tief zu atmen. Das genügt eigentlich, aber wenn die Kinder mitmachen, sind noch bessere Resultate zu erwarten.

Sauerstoff als beste Entspannung

In diesem Buch habe ich vielerlei Probleme erörtert. Ihre Lösung beginnt damit, den Körper reichlich mit Sauerstoff zu füllen und die Zellen zu aktivieren. Die Kraft, die alle Krankheiten überwindet und uns ein gesundes und glückliches Leben schenkt, diese Kraft großer Gesundheit, kann mit Hilfe der Methode geweckt werden. Die Existenz der Gehirnzellen, die am meisten Sauerstoff und Zucker benötigen, macht den Menschen zu dem, was er ist. Da unsere Gehirnzellen den größten Einfluss auf alle Bereiche des menschlichen Lebens haben, ist es die Aufgabe des modernen Menschen, diese Zellen zu aktivieren.

Wenn der Mensch seine Fähigkeiten zu hundert Prozent entfaltet, kann er seine Bestimmung und seine natürliche Idealgestalt verwirklichen. Diese Idealgestalt ist ganzheitliche Gesundheit. Doch der moderne Mensch hat seine natürliche Gestalt vergessen. Besonders mit zunehmendem Alter scheint er die Schultern ohne Sinn und Verstand anzuspannen, vielleicht weil ihm zu viel Wissen oder sein dummer Stolz in den Kopf gestiegen sind. Die heutzutage weit verbreiteten Schulterschmerzen der Vierzig- bis Fünfzigjährigen hängen damit zusammen, dass die Gelenkflüssigkeit abnimmt und es zu chronischen Entzündungen im Gelenkbereich kommt. Wenn die Schultern derartig verspannt sind, dürfte es unmöglich sein, eine natürliche Haltung einzunehmen.

Im Grunde ist es aber nicht schwierig, zur natürlichen Haltung zurückzufinden. Dazu reicht es, die Schultern zu entspannen und wirklich ganz tief zu atmen. Sauerstoff bringt Sie zurück zu Ihrem natürlichen, heilen Zustand. Sauerstoff sorgt für unvergleichliche Entspannung. Und dieser Sauerstoff, der auf der Erde überall und für jedermann gleichermaßen vorhanden ist, ist die einzigartige Substanz, die Ihnen Gesundheit, ein langes Leben und Glück beschert. Um Gesundheit zu ermöglichen, hat uns das Universum diesen wunderbaren Stoff geschenkt.

Lassen Sie uns deshalb einmal tief in die Lunge einatmen. Haben Sie die Kraft großer Gesundheit gespürt? Ihre sechzig Billionen Zellen haben hier und jetzt in diesem Augenblick einen mutigen Schritt nach vorn gemacht – in Richtung Gesundheit, Glück und langes Leben.

Anhang

Die Praxis der Methode

Die Methode des rechten Denkens und Atmens besteht aus zwei Teilen: dem rechten Denken und dem rechten Atmen, die zusammen eine untrennbare Einheit bilden. Es handelt sich um eine einfache Gesundheitstechnik, die sich ohne großen Zeitaufwand praktizieren lässt und dem Übenden Gesundheit, langes Leben und Glück beschert.

Die Besonderheit dieser Technik besteht darin, dass wir uns zusätzlich zu der Methode im engeren Sinne von Anfang an vorstellen, zusammen mit der Atemluft auch die grenzenlose Kraft des Universums aufzunehmen. Während der Übung setzen wir außerdem **Imagination,** also die Kraft der Vorstellung, und **Introspektion,** die Kraft der Innenschau, ein, um die Wirkung der Methode zu optimieren. Nach Abschluss der Atemübung bekräftigen und erweitern wir das Ziel unserer Praxis mit der **Affirmation,** der »Großen Bekräftigung«.

Rechtes Denken

Beim rechten Denken geht es um die richtige Geisteshaltung im Alltagsleben. Es gibt zahlreiche Techniken, um eine solche Haltung zu kultivieren. Bei der Methode habe ich drei davon ausgewählt, die Sie natürlich bei Ihrer Praxis, aber auch im alltäglichen Leben einsetzen sollten:

1. Denken Sie in allen Dingen positiv.
2. Vergessen Sie die Dankbarkeit nicht.
3. Lassen Sie das Jammern sein.

Rechtes Atmen

Bei dieser Technik der geregelten, harmonischen Atmung handelt es sich um eine Form tiefer Bauchatmung. Seit alter Zeit kennt man im Fernen Osten zahlreiche Atemtechniken, bei denen die Bauchatmung als besonders wirkungsvoll gilt. Trotzdem musste ich feststellen, dass all diese Techniken unvollkommen sind. Nachdem ich mich in Theorie und Praxis intensiv mit den verschiedensten Techniken beschäftigt und ihre Vorzüge und Nachteile gründlich geprüft habe, fand ich für meine Atemtechnik schließlich eine nahezu perfekte Form.

1. *Körperhaltung und Mudra der Glocke*

Sitzen Sie mit geradem Rücken natürlich aufrecht und entspannt, damit die Luft die ganze Lunge füllen kann. Dabei spielt es keine Rolle, ob Sie sich in Meditationshaltung oder im Schneidersitz auf dem Boden niederlassen oder sich auf einen Stuhl setzen. Wenn Sie auf einem Stuhl sitzen, sollten Sie den Rücken nicht anlehnen und die Unterarme nicht auf die Armlehnen legen. Wenn Sie sich auf den Boden setzen wollen, können Sie zum Beispiel ein flaches Sitzkissen in der Mitte zusammenfalten und es unter das Gesäß legen oder ein Meditationskissen benutzen.

Entspannen Sie nun die Schultern, und halten Sie die Arme so seitlich am Körper, dass sie im Ellbogen einen rechten Winkel bilden.

Dann legen Sie die beiden Handflächen vor dem Nabel zusammen, als wollten Sie einen kleinen Ball sanft umfassen. Dabei liegt Ihre aktive Hand oben (bei Rechtshändern die rechte, bei Linkshändern die linke). Die Daumen liegen übereinander und die vier Finger geschlossen nebeneinander, um einen Hohlraum zu bilden. Dies bezeichnet man als Mudra der Glocke.

Wer wegen Krankheit oder aus Schwäche nicht in der Lage ist, aufrecht zu sitzen, kann auf dem Rücken liegend üben. Dabei legen Sie beide Arme gestreckt seitlich neben den Körper, wobei die Handflächen nach unten weisen.

2. *Atemtechnik*

a. Einatmen:
Atmen Sie ruhig und geräuschlos durch die Nase ein, bis die Lunge vollständig mit Luft gefüllt ist, und drücken Sie dann die eingeatmete Luft energisch hinab in den Unterbauch ins *tanden*. Dadurch senkt sich das Zwerchfell auf natürliche Weise, und die Lunge füllt sich bis zur Basis.

Mit dem *tanden* ist hier die wahre Mitte des Körpers gemeint: Es ist der Mittelpunkt eines Kreises, den Sie erhalten, wenn Sie 7 cm unterhalb des Nabels einen imaginären Querschnitt durch den Bauch machen.

b. Atem anhalten:
Bringen Sie Kraft ins *tanden*, indem Sie den Unterbauch anspannen und den After fest verschließen, und halten Sie den Atem ein paar Sekunden an (maximal zehn Sekunden), aber nur so lange, wie es nicht unangenehm wird.

c. Ausatmen:
Atmen Sie geräuschlos und möglichst vollständig durch die Nase aus. Dabei lassen Sie die Spannung im Unterbauch und im After langsam los, wobei die Bauchdecke wieder nach innen sinken kann. Das Ausatmen sollte etwa doppelt so lang dauern wie das Einatmen.

d. Kleiner Atem:
Atmen Sie nun einmal oder zweimal normal, um die Atmung zu regulieren.

Wiederholen Sie diesen Atemzyklus (a.-d.) täglich fünfundzwanzig Mal, in einem Zug oder in mehreren Abschnitten. Man kann ihn auch öfter wiederholen, aber der Grundsatz »je mehr, desto besser« gilt hier nicht unbedingt.

Tipp: Um die Zahl der Atemzüge nicht zu vergessen, können Sie mit den Fingern mitzählen.

e. Stilles Atmen:
Zum Abschluss machen Sie zehn ruhige, langsame und tiefe Atemzüge, wobei Sie etwas Kraft ins *tanden* bringen.

Dabei können Sie sich in einen meditativen Zustand versenken und zum Beispiel auch über ein Thema wie »Ich bin eins mit dem Universum« oder »Meine Ungeduld ist vergangen« meditieren. Ich möchte Ihnen auch empfehlen, zum Abschluss Affirmationen zu üben.

Imagination

Eine Besonderheit dieser Atemtechnik besteht darin, dass man dabei die Kraft positiver Gedanken einsetzt. Die Kräfte des Geistes und der Seele zu benutzen bedeutet, intensiv zu denken oder zu bitten, dass dies oder jenes geschehen oder sich in einem bestimmten Zustand befinden möge. Der beste Weg zur Verwirklichung des Wunsches besteht darin, dass man im Geist seine Erfüllung vorwegnimmt.

Die Imagination ist natürlich nicht nur auf Gesundheitsprobleme beschränkt, sondern lässt sich auf alle Lebensbereiche anwenden.

Um die Imagination in Einklang mit dem Atem zu bringen und einen gesunden Körper zu formen, geht man wie folgt vor:

a. Beim Einatmen stellen Sie sich vor: »Im *tanden* sammelt sich die grenzenlose Kraft des Universums. Sie erfüllt meinen ganzen Körper.«

b. Während des Anhaltens stellen Sie sich vor: »Mein ganzer Körper ist vollkommen gesund. Mein… [Name der Krankheit] ist geheilt, ist geheilt.«

c. Während des Ausatmens stellen Sie sich vor: »Alle Schlacken, Giftstoffe und Abfälle in meinem Körper wurden mit dem Ausatem vollständig ausgeschieden. Mein gesamter Körper ist gereinigt. Die Zellen des ganzen Körpers haben sich verjüngt.«

Für jede Krankheit können Sie diesen Zyklus fünf Mal wiederholen; das heißt, wenn Sie fünf Krankheiten haben, kommen Sie auf fünfundzwanzig Wiederholungen. Personen mit weniger Beschwerden wiederholen den Namen der Krankheit, die sie in erster Linie heilen möchten, so oft sie

Abb. 16: Die Methode des rechten Denkens und Atmens

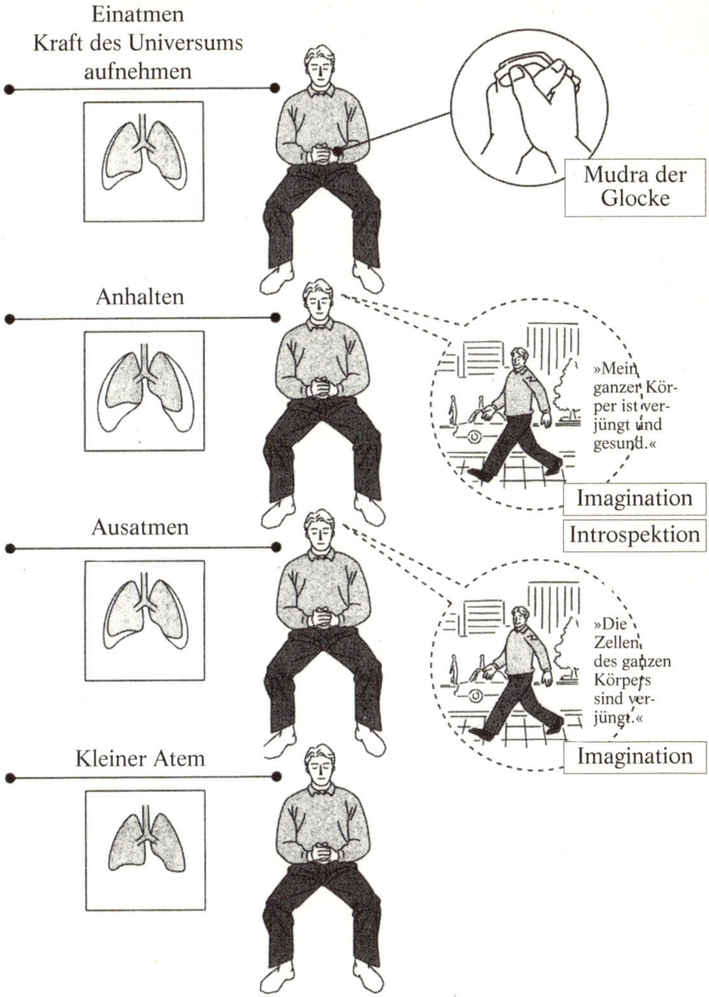

wollen. Und wer überhaupt keine Probleme hat, wiederholt fünfundzwanzig Mal: »Die Zellen des ganzen Körpers sind vollkommen gesund.«

Natürlich sind fünfundzwanzig Wiederholungen das absolute Minimum. Sie können den Zyklus beliebig oft wiederholen. Es spielt keine Rolle, ob Sie die fünfundzwanzig Wiederholungen in einem Zug machen oder in mehrere Abschnitte aufteilen; die Hauptsache ist, dass Sie an einem Tag insgesamt auf fünfundzwanzig Mal kommen.

Wenn Sie als Anfänger die Bauchatmung üben, sollten Sie das nicht länger als zehn Minuten auf einmal tun. Selbst wenn man sehr viel mehr übt, kann natürlich nichts Schlimmes passieren. Doch weil man dabei bestimmte Muskeln intensiv benutzt, kann es nach sehr langem Üben vorkommen, dass untrainierte Personen am nächsten Morgen Muskelschmerzen haben. Deshalb sollte man es mit der Bauchatmung anfangs nicht übertreiben. Auf jeden Fall ist es unnötig, so weit zu gehen, dass man Gefühle hat wie: »Das ist wirklich hart!« oder »Das ist ja viel zu anstrengend!« In diesem Fall werden dann negative Vorstellungen mit dem Üben assoziiert, die das Gegenteil dessen bewirken können, was man damit eigentlich erreichen möchte.

Introspektion

Bei der Innenschau mit den Augen der Seele betrachtet man den Inhalt der Imagination mit den Augen der Seele und malt sich ihn ganz deutlich aus. Sehen Sie sich dabei in Ihrer eigenen Gestalt, nach der Erfüllung Ihres Wunsches, in einem lebhaften, fröhlichen Zustand.

Wer zum Beispiel unter Magen-Darm-Beschwerden leidet, stellt sich vor, dass die Beschwerden verschwunden sind, und malt sich dabei aus, dass er völlig geheilt ist und gerade genussvoll seine Lieblingsspeise verzehrt. Als ich selbst meinen grauen Star überwinden wollte, habe ich mir vorgestellt, wie mich der großartige Anblick einer besonders geliebten Landschaft tief beeindruckt.

Um das Ganze zu verstärken, können Sie zusätzlich »sammeln und verteilen«: »Sammeln« bedeutet, die grenzenlose Kraft des Universums im Körper zu absorbieren und im *tanden* zu speichern; »verteilen« bedeutet, diese gesammelte Kraft im ganzen Körper zu verteilen oder gezielt zu den kranken oder gestörten Stellen fließen zu lassen. Auch diese Technik lässt sich nicht nur in gesundheitlichen Dingen, sondern auch auf alle anderen Lebensbereiche anwenden.

Bemühen Sie sich bitte darum, meinen Anweisungen zu folgen und stets lang und tief zu atmen. Auch empfehle ich Ihnen, ab und zu zu singen und zu lachen. Dann wird die Kraft großer Gesundheit bestimmt zu Ihnen kommen.

Affirmation

Die Methode praktiziert der Übende für sich selbst; dagegen ist die Affirmation ein Mantra, das zum wahren Frieden in der Welt führen soll. In der Welt des großen Friedens sind nicht nur die Menschen, sondern alles im Universum in einem Zustand der Harmonie, der Ruhe und des Glücks. Während des stillen Atmens können Sie im Anschluss an die Methode zehn Mal intensiv die »Große Bekräftigung« wiederholen, ohne dabei besonders auf den Atem zu achten:

»Die grenzenlose Kraft des Universums verdichtet sich; die Welt des wahren großen Friedens ist entstanden.«

Sie können auch Ihre eigenen Affirmationen formulieren oder in einem meditativen Zustand der Stille verweilen. Dabei sollten Sie sich ausmalen, dass die ganze Erde von Frieden und lebendiger Energie erfüllt ist. Weil die grenzenlose Kraft des Universums involviert ist, hat die Große Bekräftigung eine gewaltige Macht. Der große Frieden in der Welt kommt umso schneller, je mehr Menschen sich daran beteiligen. Wer die Affirmation für das Wohl der ganzen Welt einsetzt, sammelt große Verdienste an, die dann in vielfacher Verstärkung wieder an den Bittenden zurückgegeben werden. Doch dies ist nicht der eigentliche Zweck der Affirmation, auch wenn das am Anfang der Praxis so in Ordnung ist. Die Hauptsache ist, sie einfach zu praktizieren.

Ich empfehle Ihnen, die Große Bekräftigung zum Beispiel beim Gehen oder Fahren, bei allen möglichen Gelegenheiten, bei denen Ihr Geist nicht beschäftigt ist, mental zu üben. So kann sie für Sie zu einem unsichtbaren Schutzschild werden, der Sie vor Unglück und Katastrophen bewahrt.

Dank

Ich hätte mir selbst nicht vorstellen können, dass das Schreiben dieses Buches mir die Gelegenheit schenken sollte, auf ein langes Leben von hundertvier Jahren zurückzublicken – ein Leben, in dem ich wirklich sehr vielen Menschen begegnen und die Schönheit der verschiedensten Landschaften genießen durfte.

Zu wunderbaren Begegnungen kommen auch schmerzliche Trennungen. Vor allem die Trauer, die mich traf, als mein dritter Sohn in der Blüte seiner Jahre die Welt verließ und meine Frau mich und seine beiden Geschwister zurückließ, ist eine Erinnerung, die mir im Rückblick selbst heute noch das Herz sprengen will. Doch selbst wenn man diese Trauer mit einschließt, erfüllt mich ein Gefühl großer Dankbarkeit: »Welch gesegnetes Leben das doch ist!«

Das sage ich nicht, weil ich ein so langes Leben genießen durfte. Da ich zweifellos von Geburt krank und schwächlich gewesen war und oftmals am Rande des Todes gestanden habe, empfinde ich wahre Dankbarkeit, dass ich heute so glücklich leben kann. Doch viel mehr noch ist mein Herz voller Dankbarkeit, dass es in meinem Leben mit seiner Freude und seinem Glück, mit seinem Schmerz und seiner

Trauer nichts Überflüssiges gab, so wie es auch im Universum nichts Überflüssiges gibt.

Im Alter von sechzig habe ich die Methode des rechten Denkens und Atmens vollendet. Wenn man die Methode praktiziert und die grenzenlose Kraft des Universums einsetzt, wird alles im Leben nach Wunsch gehen. Solange man diese Stufe nicht erreicht, kann man nicht behaupten, richtig zu leben. Das bezieht sich natürlich nicht auf irgendwelche »magischen Fähigkeiten«, sondern auf unsere ursprüngliche Bestimmung.

Nach Vollendung der Methode scheint mein Leben endlich in die gewünschte Richtung gegangen zu sein. Mein langes Leben und meine Gesundheit sowie mein Golfspiel sind für mich ohne die Methode unvorstellbar.

Mit einundneunzig habe ich meine Bestimmung erkannt: Diese wunderbare Methode an möglichst viele Menschen weiterzugeben und damit ihre Gesundheit und ihr Glück zu fördern.

Als ich auf die dreiundneunzig zuging, äußerte die Redaktion der Zeitschrift *Golf Digest* den Wunsch, eine Artikelserie über meinen Weg zum *age shoot* an meinem dreiundneunzigsten Geburtstag zu veröffentlichen. Im Zusammenhang mit diesem Wunsch gab eine »unsichtbare Kraft« meiner Bestimmung und mir sowohl Schelte als auch Ermutigung. Da ich zunächst weit von der körperlichen Verfassung entfernt war, die nötig gewesen wäre, um mein Versprechen zu erfüllen, musste ich fleißig üben und einige gesundheitliche Hindernisse aus dem Weg räumen. So verzögerte sich die Erfüllung meines Versprechens um ein Jahr, bis ich es mit vierundneunzig endlich schaffte. Aus diesem Grund war es mir aber gleichzeitig vergönnt, mich deutlich zu verjüngen.

Das war dann auch der Anlass für die Veröffentlichung dieses Buches. So ist meine Bestimmung, die Methode in Form dieser Publikation an möglichst viele Menschen weiterzugeben, auf eine für mich unvorstellbare Weise Wirklichkeit geworden. Dabei kommt mir außer »danke« kein anderes Wort in den Sinn. Auch diese wunderbare Fügung verdanke ich jener »unsichtbaren Kraft«.

Sauerstoff ist der Lebensquell, der jedem von uns gleichermaßen zur Verfügung steht. Wenn der Körper gut mit Sauerstoff versorgt ist, ist es für jeden möglich, gesünder, länger und glücklicher zu leben als ich. Ich hoffe, dass möglichst viele Leser dieses Buches sofort beginnen, die Methode zu praktizieren und von nun an mit einem Lächeln zu leben. Für mich ist dieses Lächeln als Ausdruck eines gesunden und glücklichen Lebens das größte Glück. Wenn Sie gesund und glücklich werden, hat sich der Sinn meiner Bestimmung erfüllt.

Zuletzt möchte ich der Zeitschrift *Golf Digest* für die Gelegenheit zu dieser Veröffentlichung herzlich danken und den beteiligten Herausgebern und Mitarbeitern der Redaktion meine Anerkennung für ihre große Mühe und hervorragende Arbeit aussprechen.

»Danke!« *Shioya Nobuo*

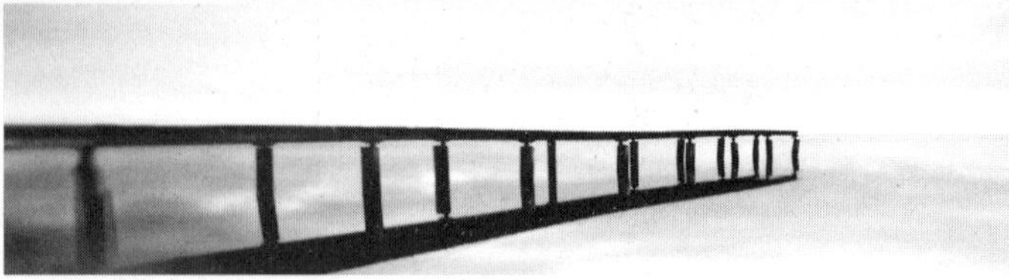